Peter Fischer

Wirbelsäulen-Fitness

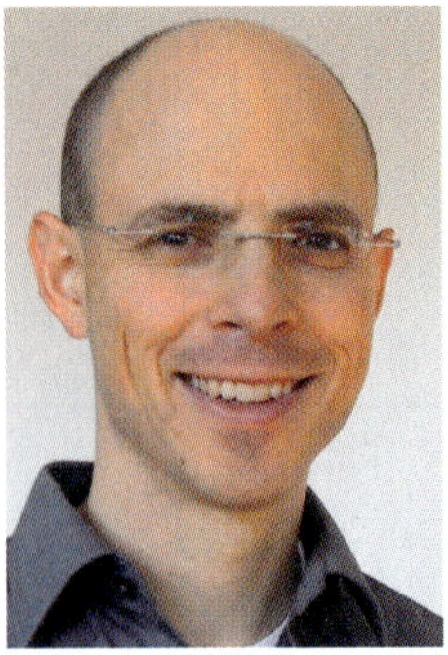

Peter Fischer wurde von der University of St. Augustine in den USA der „Doctor of Physiotherapy" für die Erforschung gesunder Haltung und die Entwicklung des ZEGRA®-Haltungstrainers verliehen. Aus dieser Forschung und 20 Jahren Erfahrung mit der Behandlung von Patienten entstand der vorliegende Wirbelsäulen-Fitness-Check, den er bei der täglichen Arbeit in seiner Tübinger Praxis sowie bundesweit bei Wirbelsäulen-Fitness-Seminaren in Firmen einsetzt und unter www.wirbelsaeulen-fitness.de wissenschaftlich auswertet.

Peter Fischer

Wirbelsäulen-Fitness

- Ihr Personal-Trainer bei Verspannung, Schmerzen, schlechter Haltung
- Mit Selbst-Check: Nur üben, was wirklich nützt

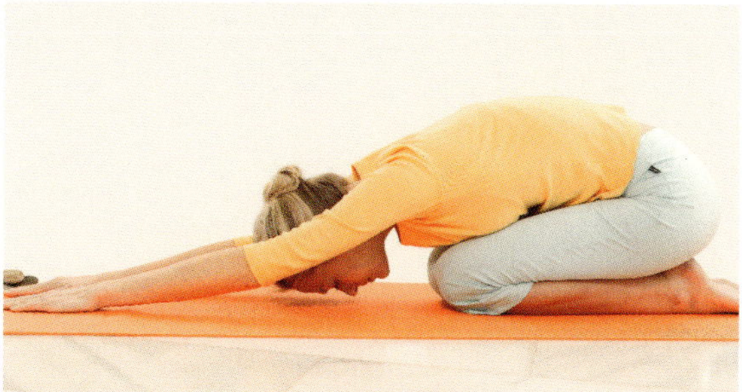

TRIAS

Checken, was Ihrer Wirbelsäule gut tut

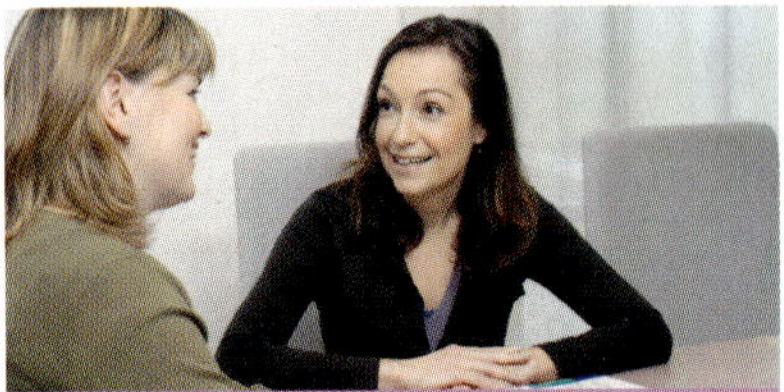

Grundlagen

- Vorwort 8

Die wichtigsten Fragen 12

Selbstcheck

- Trainingsplan und Erfolgskontrolle 17

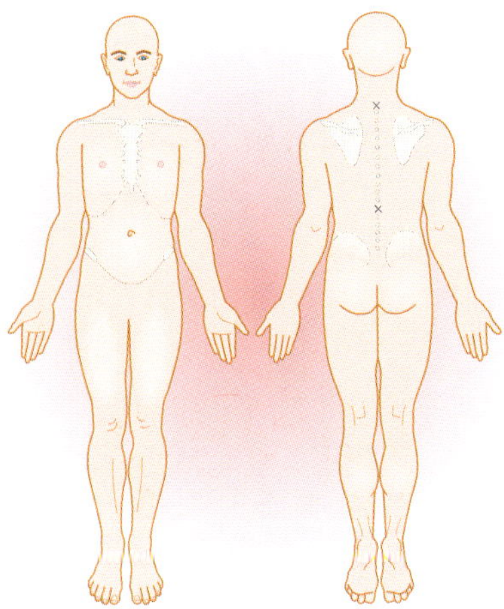

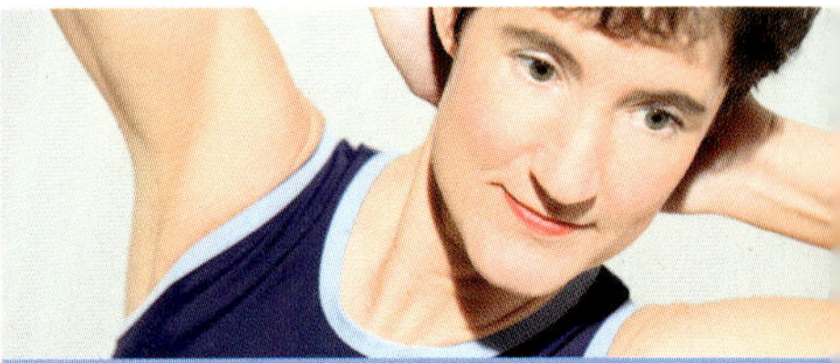

Gesunde Wirbelsäule im Alltag

Haltung 24

- Sitzhaltung 24
  - Symmetrische Fußstellung 24
  - Neutrale Wirbelsäulenschwingung 24
  - Unverdrehte Wirbelsäule 26
  - Stabilisierte neutrale Wirbelsäulenschwingung 26
  - Senkrechter Oberkörper 28
  - Haltungsgerechte Umwelt 30
  - Höhe der Sitzfläche 30
  - Knie- und Fußabstand 31
  - Gewichtsverteilung im Sitzen 31

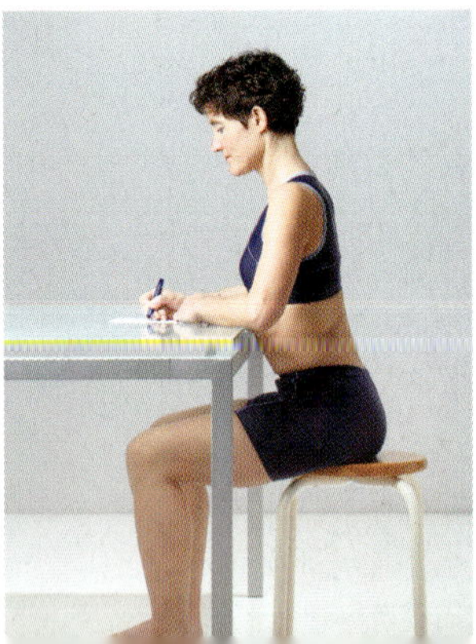

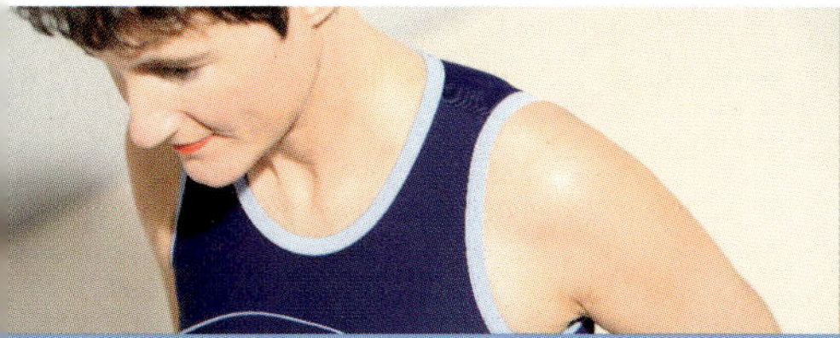

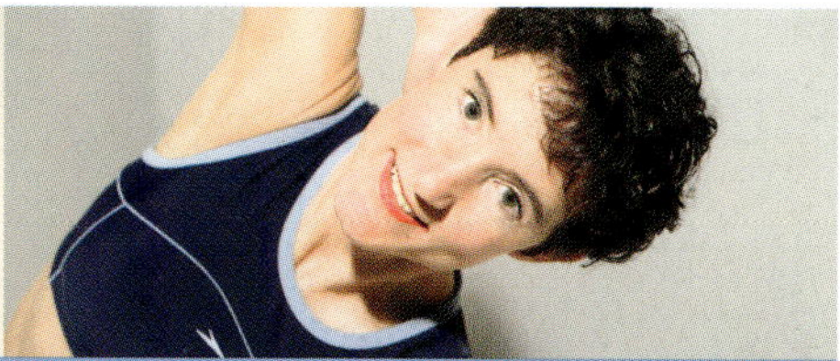

Stehhaltung 32

- Standbreite 32
- Gewichtsverteilung im Stehen 32
- Stehhaltung mit senkrechtem Oberkörper 33

Entspannung 35

- Entspannte Zunge 35
- Entspannter Unterkiefer 35
- Entspannte Unterlippe 36
- Entspannte Schultern 36
- Bauchatmung 36
- Erinnerungspunkte 38

Bewegung 39

- Sitzwechsel 39
- Lagewechsel 40
- Dynamisches Sitzen und Stehen 40

Koordination 42

- Aus der Rückenlage zum Sitz 42
- Balance 43
- Armschwung 44
- Hüftstreckung 46
- Augenmuskel-Koordination 47

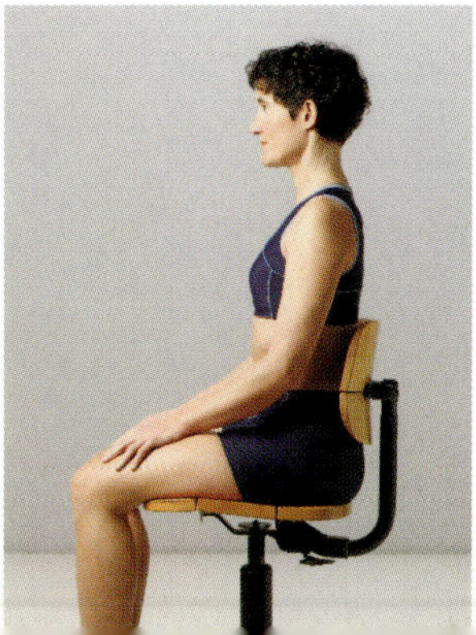

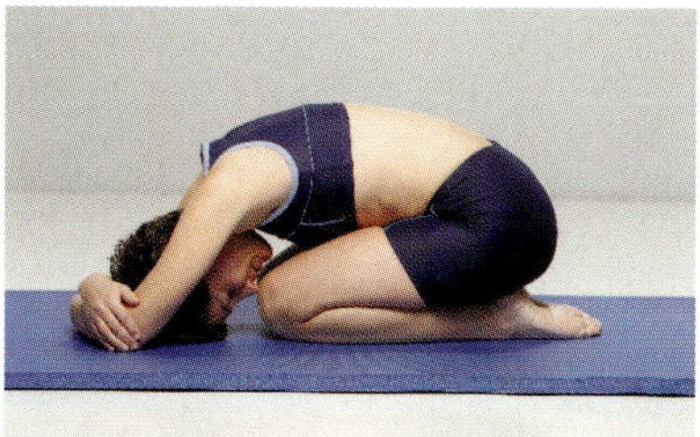

Checken, was Ihrer Wirbelsäule gut tut

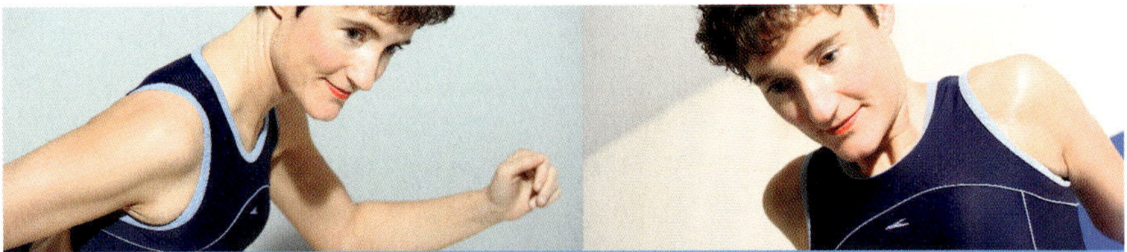

Ausgleichsübungen

Beweglichkeit 50

- Hinweise zur Durchführung der Übungen 51
- Halswirbelsäulen-Aufrichtung 51
- Brustwirbelsäulen-Aufrichtung 54
- Rückenmuskel-Dehnbarkeit 56
- Schulter-Beweglichkeit 57
- Fingerbeuger-Dehnbarkeit 58
- Armnerven-Beweglichkeit 59
- Dreh-Beweglichkeit 60
- Hebetechnik 62
- Hüftbeugung 64
- Gesäßmuskel-Dehnbarkeit 65
- Bein-, Rücken- und Kopfnerven-Beweglichkeit 66
- Oberschenkel-Rückseiten-Dehnbarkeit 67
- Waden-Dehnbarkeit 69
- Oberschenkel-Innenseiten-Dehnbarkeit 70
- Hüftstreck-Beweglichkeit 71
- Oberschenkel-Vorderseiten-Dehnbarkeit 72

Kraft 75

- Bauch- und vordere Halsmuskel-Kraft 75
- Rückenmuskel-Kraft 77
- Schulterblatt- und Oberarmmuskel-Kraft 79

Ausdauer 81

Schlusswort 83

Stichwortverzeichnis 84

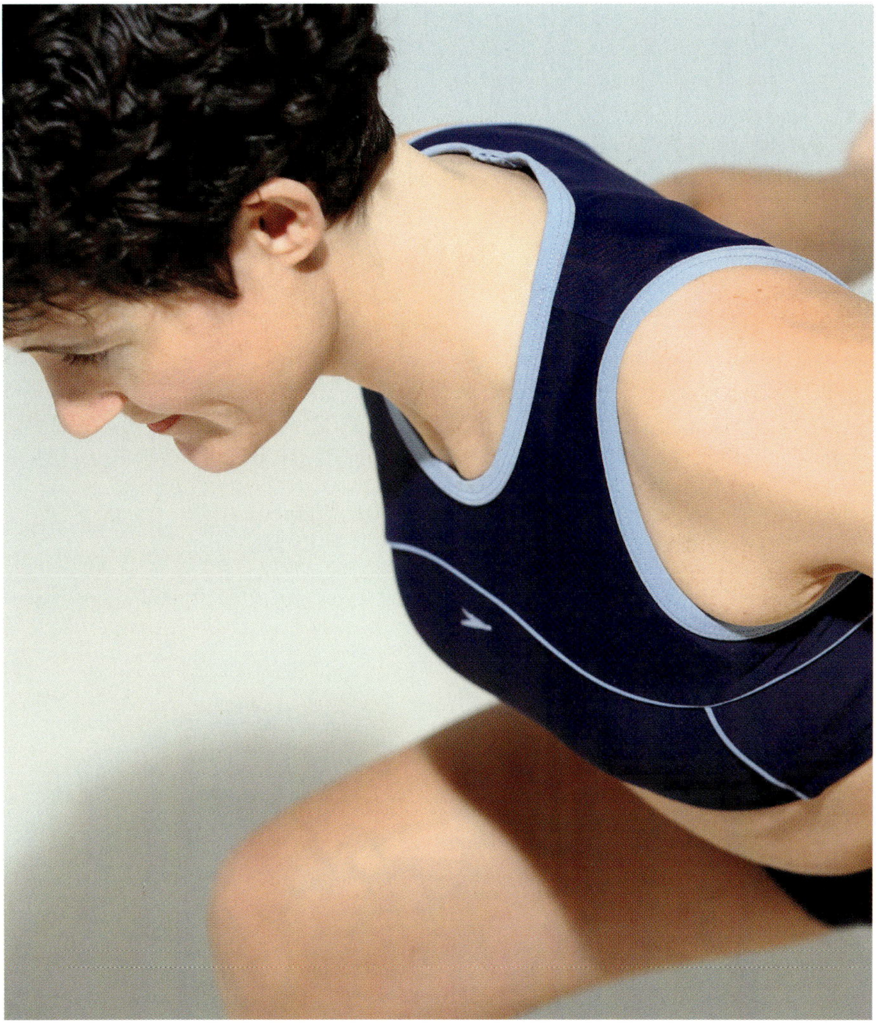

Liebe Leserinnen, liebe Leser,

in diesem Buch finden Sie Selbsttests und Übungen zu *der* Haltung, Entspannung, Bewegung, Koordination, Beweglichkeit, Kraft und Ausdauer, die eine uneingeschränkt gesunde und leistungsfähige Wirbelsäule erfahrungsgemäß braucht.

Jeder Übung geht ein Test voraus, der Ihnen sagt, ob die Übung für Sie wichtig ist oder ob Sie sie weglassen können. Die Unterscheidung zwischen wichtigen und unwichtigen Übungen erlaubt Ihnen, sich zeitsparend und effektiv auf die richtigen zu konzentrieren. Die Tests ermöglichen Ihnen, eine Schwachstelle zu finden und auszugleichen, bevor sie sich durch Schmerzen und offensichtliche Schäden bemerkbar macht. Das ist erheblich einfacher und effizienter, als wenn sich die Schwachstelle bereits so vertieft hat, dass Schmerzen und Folgeprobleme entstanden sind.

Die Tests sagen Ihnen auch, wann Sie so fit geworden sind, dass Sie mit einer Übung wieder nachlassen oder aufhören können. Auf diese Weise sparen Sie nochmals Zeit und sind vor Schäden durch übertriebenes Training geschützt (z. B. Instabilität durch übertriebenes Beweglichkeitstraining oder Arthrose durch zu viel Krafttraining).

Eine klare testbasierte Führung, die ein solch effektives, präventives und sicheres Üben erlaubt, fehlt in herkömmlichen Übungsbüchern. Sie bieten lediglich eine Fülle von Übungen ohne eine Orientierung, wie sie sinnvoll angewendet werden können. Sinnvoll heißt aber, nicht hundert beliebige Übungen zu machen, sondern die drei, die wirklich helfen. Sinnvoll ist es auch, Übungen nicht nur danach auszusuchen, ob sie kurzfristig Beschwerden lindern, sondern auch danach, ob sie die Ursachen der Beschwerden (z. B. schlechte Haltung) beheben, denn nur so können Sie Ihre Wirbelsäule dauerhaft gesund üben und fit halten.

Weil mir dies am Herzen liegt, habe ich in zwanzig Jahren physiotherapeutischer Arbeit in Praxis und Wissenschaft in Deutschland und in den USA den nachfolgenden Wirbelsäulen-Fitness-Check für Sie entwickelt.

Tübingen, im Frühjahr 2006
Peter Fischer

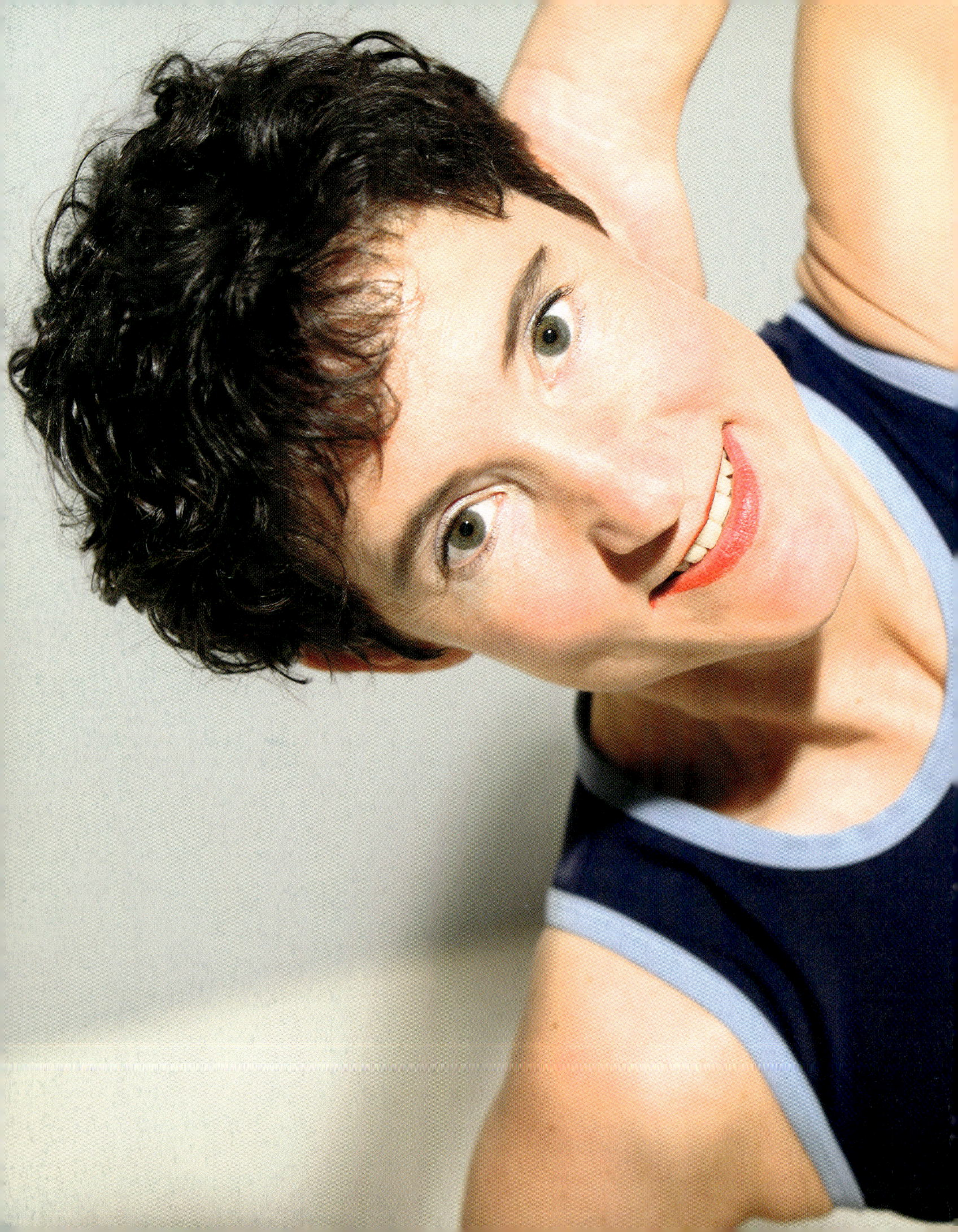

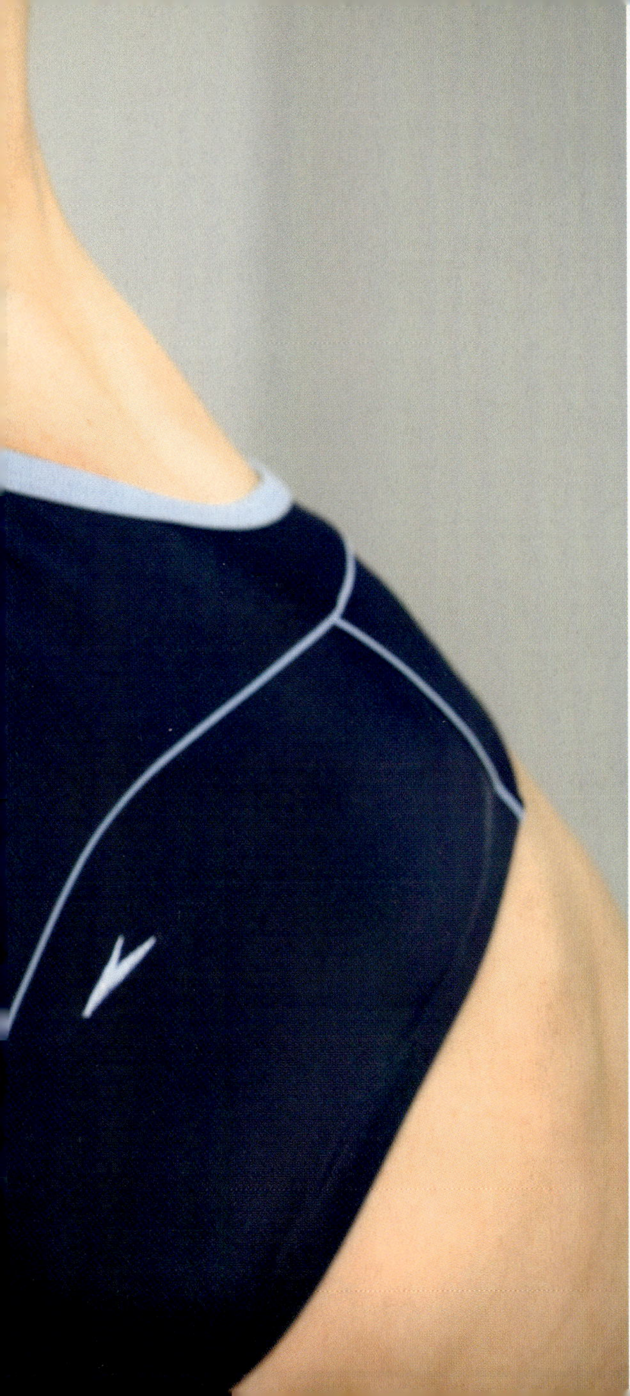

Grundlagen

Die wichtigsten Fragen

Was ist der Unterschied zwischen Test und Übung?

Fast keiner. Die Übung ist der Versuch, den Test zu bestehen.

Welche Übungen sollte ich machen?

Nur die Übungen, deren Test Sie nicht bestehen. Zur besseren Übersicht können Sie diese Übungen im Trainingsplan des Wirbelsäulen-Fitness-Checks zusammenfassen.

Wann mache ich eine Übung richtig?

Wenn Sie dem Testziel näher kommen, wenn Sie also zum Beispiel durch Beweglichkeitsübungen beweglicher werden. Diese Fortschritte sind spürbar, werden aber auch in der Trainingsplan-Tabelle sichtbar.

Welche Übungen sind unnötig?

Wenn Sie einen Test bestehen, ohne geübt zu haben, ist die entsprechende Übung unnötig.

Welche Übungen sollte ich nicht ausführen?

Sie sollten keine Übungen machen, von denen Ihr Arzt abgeraten hat oder die im Nachhinein Beschwerden verursachen oder verstärken. Sollte Letzteres der Fall sein, hören Sie mit der Übung auf und besprechen Sie sie mit Ihrem Physiotherapeuten.

Profi-Tipp

Zur Sicherheit den Arzt fragen

Bei rheumatoider Arthritis, Down-Syndrom, nach längerer Kortisonbehandlung oder nach einem Schleudertrauma sollten Sie vorher mit Ihrem Arzt abklären, ob das Zurückschieben der Halswirbelsäule in den Übungen „Halswirbelsäulen-Aufrichtung" (S. 51), „Brustwirbelsäulen-Aufrichtung" (S. 54), „Hüftbeugung" (S. 64), „Gesäßmuskel-Dehnbarkeit" (S. 65) und „Bauch- und vordere Halsmuskel-Kraft" (S. 75) für Sie geeignet ist.

Wie fit muss ich sein, um alle Tests zu bestehen?

Die Tests basieren auf der Haltung, Entspannung, Bewegung, Koordination, Beweglichkeit, Kraft und Ausdauer, die eine uneingeschränkt gesunde und leistungsfähige Wirbelsäule erfahrungsgemäß braucht.

Wie wichtig ist es, die Tests zu bestehen?

Ob Sie einen Test jemals ganz bestehen, ist zweitrangig. Wichtiger ist, dass Ihnen die Tests die richtige Auswahl an Übungen liefern, indem sie wichtige von unwichtigen Übungen unterscheiden. Je nach Körperbau und Vorschädigung kann das Bestehen eines bestimmten Tests sogar unmöglich sein. Sie sollten beim Üben daher nie Gewalt anwenden, sondern sich immer sanft nur so weit auf das Testziel zu bewegen, wie es Ihnen gut tut. Meistens spürt man schon eine Verbesserung, wenn man dem Ziel nur etwas näher kommt.

Wie oft und wie ausdauernd sollte ich Beweglichkeit, Kraft und Ausdauer anfänglich üben?

Beweglichkeit: Einmal pro Tag, bis sich die Spannung löst und die Beweglichkeit spürbar zunimmt.

Kraft: Dreimal pro Woche, bis eine Ermüdung der jeweiligen Muskelgruppen spürbar wird.

Ausdauer: Zwei- bis dreimal 30 bis 60 Minuten pro Woche.

Wie viel Extrazeit brauche ich für Haltung, Entspannung, Bewegung und Koordination?

Keine. Sie sollten dauerhaft in den Alltag integriert werden und allmählich zur Gewohnheit werden.

Wann kann ich mit einer Übung nachlassen oder aufhören?

Ausdauer: Ihr Ausdauertraining sollten Sie dauerhaft beibehalten.

Haltung, Entspannung, Bewegung und Koordination: Diese Übungen sollten ausgeführt werden, bis sie zur Gewohnheit geworden sind.

Kraft und Beweglichkeit: Vorraussetzung dafür, dass Sie mit Kraft- und Beweglichkeitsübungen nachlassen oder aufhören können, ist, dass Sie zunächst fit genug werden, um die entsprechenden Tests zu bestehen. Wie viel Kraft- und Beweglichkeitstraining Sie dann noch brauchen, um die erreichte Beweglichkeit oder Kraft zu erhalten, finden Sie heraus, indem Sie prüfen, wie lange Sie einen Test noch bestehen können, wenn Sie die entsprechende Übung jede Woche einmal weniger

Profi-Tipp

Nachlassen, aufhören oder weitermachen?

Nach dem Bestehen eines Beweglichkeits- oder Krafttests läuft es bei altersbedingten Ursachen in der Regel auf ein reduziertes Training zur Erhaltung der erreichten Kraft und Beweglichkeit hinaus. Lag die Ursache allein in mangelnder Haltung, Entspannung, Bewegung oder Koordination, wird die Korrektur dieser Bereiche die entsprechende Kraft- oder Beweglichkeitsübung ganz überflüssig machen. Nach operativ- oder verletzungsbedingten Einschränkungen zeigt es sich meist erst mit Ihrem Training, ob Sie mit der entsprechenden Übung nachlassen oder ganz aufhören können.

ausführen. Wenn Sie feststellen, dass Sie einen Beweglichkeitstest auch mit einmal Üben pro Woche noch bestehen, wäre es übertrieben, mehr als dieses eine Mal pro Woche zu üben. Wenn Sie feststellen, dass Sie den Test irgendwann auch ganz ohne Üben bestehen, ist die entsprechende Übung unnötig geworden und kann aus Ihrem Programm gestrichen werden.

In welcher Reihenfolge sollte ich Beweglichkeit, Kraft und Ausdauer üben?

Wenn Sie alle drei in einer Trainingseinheit kombinieren, dann am besten in genau dieser Reihenfolge: Beweglichkeit, gefolgt von Kraft, und schließlich Ausdauer. Ansonsten können Beweglichkeitsübungen auch gut allein gemacht werden, während Kraft- und/oder Ausdauertraining in jedem Fall durch Beweglichkeitsübungen vorbereitet und idealerweise auch noch nachbearbeitet werden sollten.

Welche Übungen sind am wichtigsten?

Am wichtigsten für eine gesunde Wirbelsäule sind Haltung, Entspannung, Bewegung und Koordination im Alltag. Wenn diese Bereiche stimmen, lösen sich viele Beschwerden von ganz allein. Wo dies nicht der Fall ist, können Sie mit den Ausgleichsübungen „Beweglichkeit, Kraft und Ausdauer“ (ab S. 50) nachhelfen. Hiervon ist Beweglichkeit die Wichtigste, gefolgt von Kraft und schließlich Ausdauer.

Was brauche ich für eine Trainingsausrüstung?

Nur Dinge, die Sie schon haben: einen Stuhl, einen Türrahmen, ein freies Stück Wand oder Tür, bequeme Kleidung, eine Flasche und eine Gymnastikmatte oder Decke. Für manche Übungen empfehlen sich zusätzlich ein aufgerolltes Handtuch und ein Kissen. Schließlich ist für das Erlernen der Bauchatmung ein Spiegel hilfreich.

Profi-Tipp

Übungen in den Alltag integrieren

Es ist gut, einen festen Zeitpunkt wie gleich nach dem Aufstehen, vor dem Ins-Bett-Gehen oder während der Fernsehnachrichten zu finden. Eine andere Möglichkeit ist, Übungen an bestimmte Alltagssituationen zu knüpfen. Beispiel: „Immer, wenn ich telefoniere, lege ich mich auf den Rücken und dehne meine Oberschenkelrückseite am Türrahmen.“

Trainingsplan und Erfolgskontrolle

Im Trainingsplan und den Auswertungsbögen zur Erfolgskontrolle können Sie übersichtlich zusammenfassen, welche Übungen für Sie hilfreich sind und wie sehr Sie sich damit verbessern. Es gibt vier Auswertungsbögen:

1. Beschwerdebild,
2. Beschwerdenintensität und Schmerzmedikamente,
3. Die gesunde Wirbelsäule im Alltag,
4. Ausgleichsübungen.

Füllen Sie *vor* dem ersten Test das „Beschwerdebild“ und die erste Spalte von „Beschwerdenintensität und Schmerzmedikamente“ aus, unmittelbar *nachdem* Sie den Test zum ersten Mal durchgeführt haben, die erste Spalte von „Die gesunde Wirbelsäule im Alltag“ und „Ausgleichsübungen“. Wie fit Sie in diesen Bereichen sind, tragen Sie jeweils in der letzten Zeile der Tabellen ein. Nach ein, zwei, drei, sechs und zwölf Monaten Training können Sie dann sehen, wie weit Sie sich in Richtung Optimalwert verbessern konnten.

Die Optimalwerte für die vier Auswertungen sind:

1. Beschwerdebild: Es gibt nichts mehr zu schraffieren.
2. Beschwerdenintensität und Schmerzmedikamente: 0.
3. Die gesunde Wirbelsäule im Alltag: 100%.
4. Nicht bestandene Ausgleichsübungen: 0.

Ob Ihre Wirbelsäulen-Fitness-Werte über- oder unterdurchschnittlich sind, erfahren Sie unter www.wirbelsaeulen-fitness.de im Internet.

Beschwerdebild

Datum Ihres Test- und Trainingsbeginns: ______________________ Ihr Alter: __________

Ihr Geschlecht: Weiblich Männlich

Haben Sie zurzeit Wirbelsäulenbeschwerden? Ja Nein

Falls Sie mit Wirbelsäulenbeschwerden beim Arzt waren, wie lautete die Diagnose?

____

Schraffieren Sie alle Stellen, die Ihnen im Laufe der vergangenen Woche typischerweise Probleme bereitet haben:

1. Vor dem ersten Test mit waagrechten Strichen: =
2. Nach sechs Monaten mit senkrechten Strichen: ||
3. Nach einem Jahr mit schrägen Strichen: //

Schreiben Sie jeweils dazu, was es für Probleme waren (z. B. eingeschränkte Beweglichkeit, Schwäche, Schmerzen, Taubheit usw.)

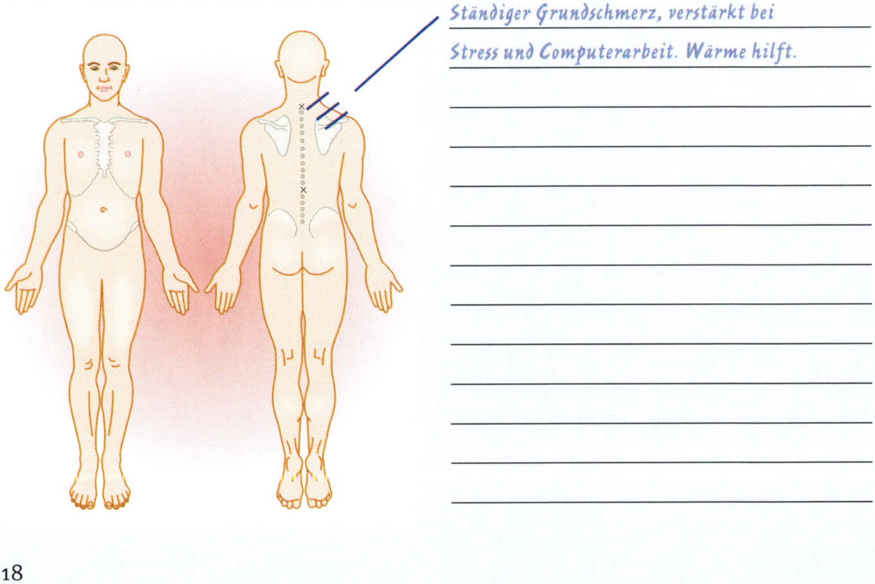

Beschwerdenintensität und Schmerzmedikamente

Listen Sie in der ersten Spalte Ihre Beschwerden und Schmerzmedikamente auf. Nach 0, 1, 2, 3, 6 und 12 Monaten Training (0 = unmittelbar vor dem ersten Test) tragen Sie dann ein, wie intensiv Ihre Beschwerden im Laufe der vergangenen Woche typischerweise waren und welche Menge der einzelnen Schmerzmedikamente Sie genommen haben. Notieren Sie die Beschwerdeintensität als Zahl auf einer Skala von 0 bis 10 (0 = keine Beschwerden, 10 = die schlimmsten Beschwerden, die Sie kennen). Sie können körperliche Einschränkungen aber auch je nach Ihrer maximal möglichen Leistung in Dauer (z. B. nur 30 Min. PC-Arbeit möglich), Entfernung, Winkel, Gewicht etc. notieren.

Nach 0–12 Monaten Training:	**0**	**1**	**2**	**3**	**6**	**12**
Datum:						
Beschwerden	**Wie intensiv waren Ihre Beschwerden?**					
Ständiger Nackenschmerz rechts	*3*	*3*	*2*	*2*	*3*	*1*
Schmerzmedikamente	**Wie viel nahmen Sie im Lauf der letzten Woche?**					
Schmerz- und Entzündungsstopper: Name XY 400 mg	*3*	*3*	*2*	*1*	*0*	*0*

Gesunde Wirbelsäule im Alltag: Haltung, Entspannung, Bewegung und Koordination

Tragen Sie in die erste Spalte alle Übungen ein, deren Test Sie nicht bestehen. Nach 0, 1, 2, 3, 6 und 12 Monaten Training (0 = unmittelbar nach dem ersten Test) tragen Sie dann ein, wie viel Prozent der Zeit Ihnen die entsprechende Übung im Alltag der vergangenen Woche gelungen ist.

Nach 0–12 Monaten Training:	**0**	**1**	**2**	**3**	**6**	**12**
Datum:						
Übungen	Wie viel Prozent der Zeit gelingt es?					
Haltung: neutrale Wirbelsäulenschwingung	*10 %*	*30 %*	*35 %*	*40 %*	*50 %*	*80 %*
Durchschnittliche Prozente:						

Ausgleichsübungen: Beweglichkeit, Kraft und Ausdauer

Tragen Sie in die erste Spalte alle Übungen ein, deren Test Sie nicht bestehen. Nach 0, 1, 2, 3, 6 und 12 Monaten Training (0 = unmittelbar nach dem ersten Test) haken Sie dann das entsprechende Feld ab, wenn Sie den Test bestanden haben. Um vergleichbare Ausgangsbedingungen zu schaffen und um festzustellen, ob Ihnen morgens schon gesunde Beweglichkeit und abends immer noch ausreichend Kraft zur Verfügung stehen, sollten Sie die Beweglichkeit immer eine Stunde nach dem Aufstehen und die Kraft am Ende Ihres Arbeitstages testen. Tragen Sie außerdem ein, wie oft Sie seit dem letzten Mal die entsprechende Übung durchschnittlich pro Woche gemacht haben.

Nach 0–12 Monaten Training:	**0**	**1**	**2**	**3**	**6**	**12**
Datum:						
Übungen	Wie oft haben Sie pro Woche geübt?					
Brustwirbelsäulenaufrichtung	*0*	*7*	*4*	*6 ✓*	*2*	*3 ✓*
Wie viele Übungen haben noch kein Häkchen?						

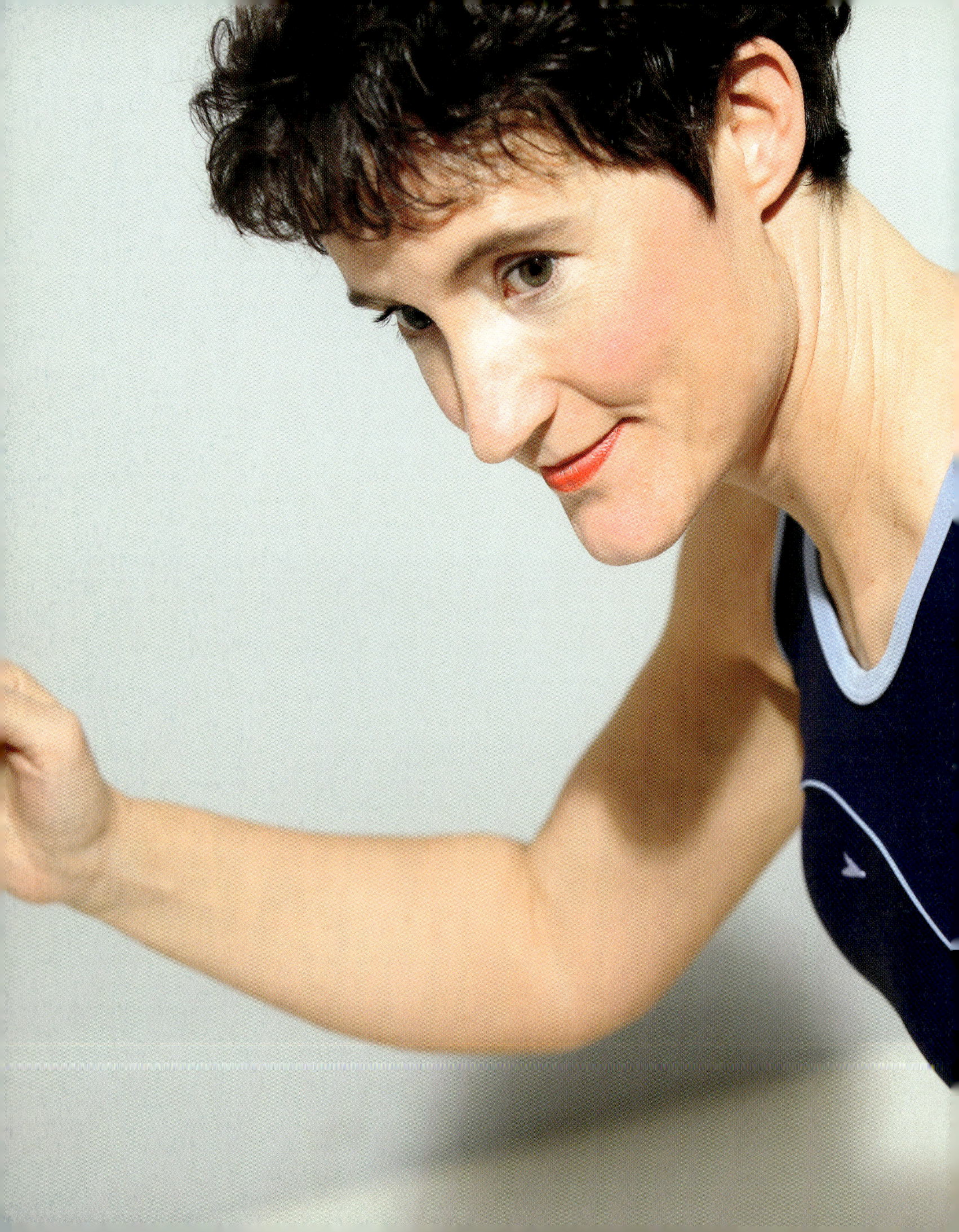

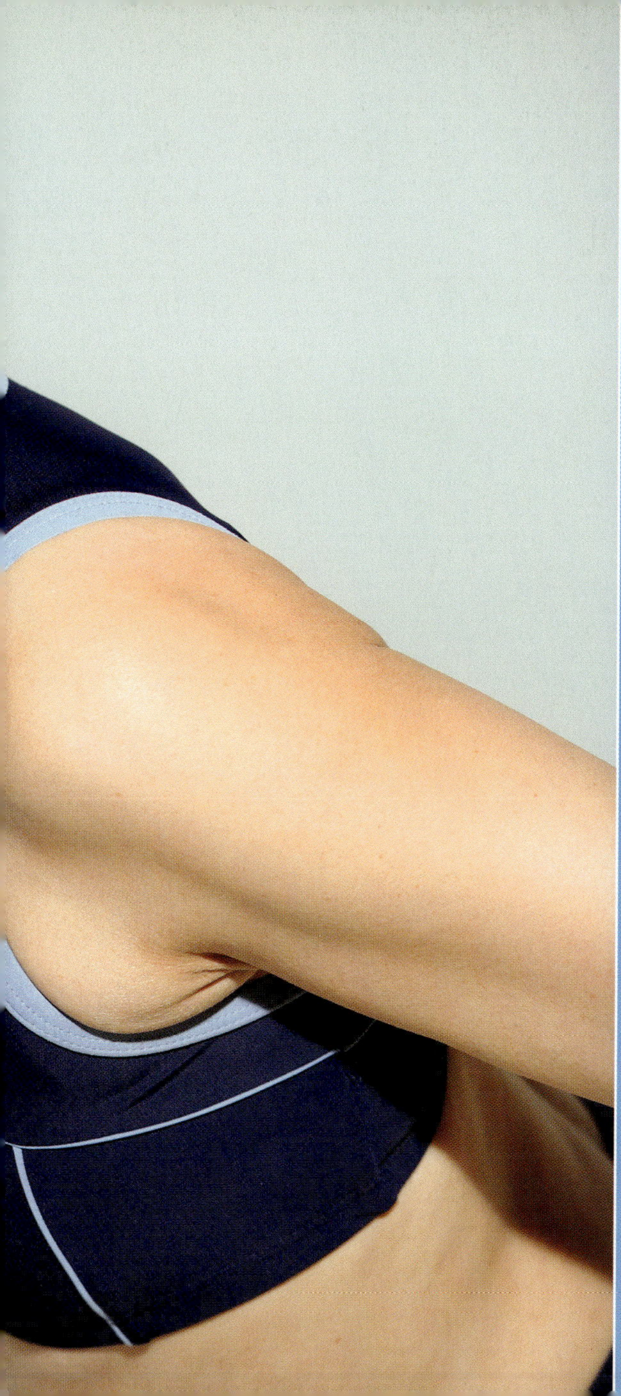

Gesunde Wirbelsäule im Alltag

Haltung

Sitzhaltung

Symmetrische Fußstellung

Test Stehen Ihre Füße symmetrisch auf dem Boden (ohne dass ein Fuß weiter innen, außen, vorne, hinten oder anders gedreht steht)?

Was bringt's? Die symmetrische Fußstellung ermöglicht eine neutrale Wirbelsäulenschwingung mit unverdrehter Wirbelsäule (S. 26), während Verdrehungen der Beine bis in die Wirbelsäule weiterlaufen.

Neutrale Wirbelsäulenschwingung

Test Ihr Brustbein (ohne dass die Wirbelsäule bis zum Anschlag durchgedrückt ist) nach vorn-oben angehoben, während Ihr Kopf entspannt nach vorn genickt ist, sodass der vordere Teil Ihres Kopfes tiefer ist als der hintere?

Wenn Sie die Frage mit „Ja" beantworten konnten, haben Sie die neutrale Schwingung der Wirbelsäule gefunden.

Info

Anstrengung und Verspannung nehmen ab

Wenn Sie die Haltung mit neutraler Wirbelsäulenschwingung zunächst als anstrengend und verspannt empfinden, hat sich Ihr Körper bereits mit z. B. Muskelabbau und -verkürzung an eine schlapp zusammengesunkene Haltung gewöhnt. Solange sich Ihre Knochen aber noch nicht verformt haben, lassen Anstrengung und Verspannung in der richtigen Haltung von Tag zu Tag nach. Beschleunigen können Sie diesen Prozess mit den entsprechenden Übungen aus den folgenden Kapiteln.

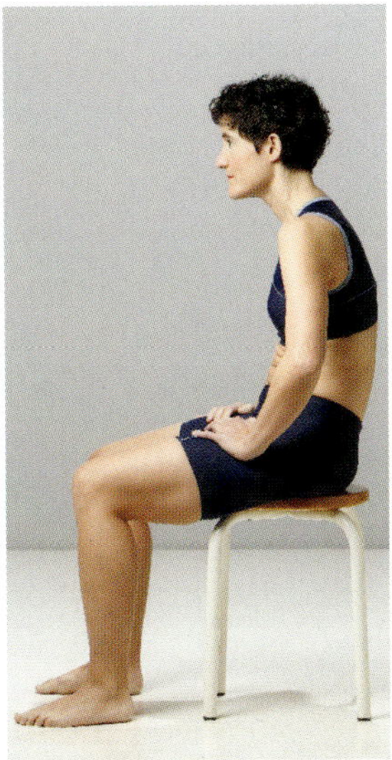

▲ Ungünstig: Schlapp zusammengesunkene Körperhaltung.

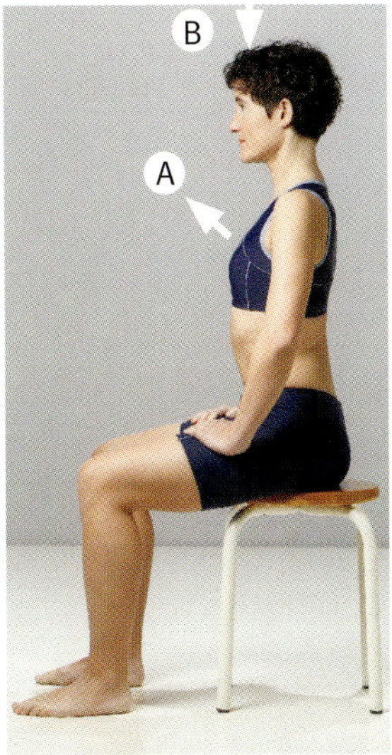

▲ Die neutrale Wirbelsäulenschwingung: das Brustbein angehoben (A), der vordere Teil des Kopfes tiefer als der hintere (B).

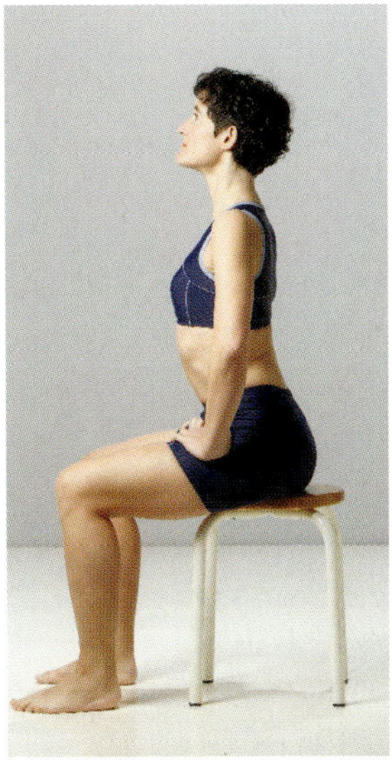

▲ Ungünstig: Bis zum Anschlag ins Hohlkreuz durchgedrückte Wirbelsäule.

Sie liegt zwischen den Extremen der schlapp zusammengesunkenen und der bis zum Anschlag ins Hohlkreuz durchgedrückten Wirbelsäule. Allerdings nicht genau in der Mitte zwischen diesen Extremen, sondern nur knapp vor dem Anschlag im Hohlkreuz. Wenn Sie den Weg zwischen „ganz zusammengesunken“ und dem „Anschlag im Hohlkreuz“ in fünf gleiche Schritte teilen, liegt die neutrale Wirbelsäulenschwingung etwa einen Schritt vor dem Anschlag im Hohlkreuz.

Was bringt's? Die neutrale Wirbelsäulenschwingung ist die gesündeste, da hier die Gewichtsbelastung der Wirbelsäule gleichmäßig und schonend auf Bandscheiben, Wirbelgelenken und Muskulatur verteilt ist und die Organe im Brust- und Bauchraum frei arbeiten können. Im Gegensatz dazu werden bei der schlapp zusammengesunkenen Haltung die Organe gequetscht, die Halsnerven geklemmt, die Nackenmuskeln verspannt und die Bandscheiben ausgeleiert, während bei der bis zum Anschlag ins Hohlkreuz durchgedrückten Wirbelsäule der Ischiasnerv geklemmt, die Lenden- und Brustwirbelmuskeln verspannt und die Bandscheiben gequetscht werden.

Unverdrehte Wirbelsäule

Test Schauen Ihr Becken, Brustkorb und Kopf ohne Verdrehung alle in dieselbe Richtung? – Überprüfen Sie es vor einem Spiegel.

Profi-Tipp

Professionelle Hilfe suchen

Sollten Sie feststellen, dass 1. Ihr Becken, Brustkorb und Kopf nicht in dieselbe Richtung schauen, dass Ihnen 2. Ihr Versuch, dies zu korrigieren, Beschwerden verursacht und dass 3. diese Beschwerden in der korrigierten Haltung nicht nachlassen, sollten Sie die Ursache mit Ihrem Orthopäden und Ihrem Physiotherapeuten abklären.

Was bringt's? Eine unverdrehte Wirbelsäule entlastet Ihre Bandscheiben, Gelenke, Nerven und Muskeln von den Torsionskräften, die bei verdrehten Haltungen und Drehbewegungen entstehen.

Stabilisierte neutrale Wirbelsäulenschwingung

Test Können Sie das natürliche Hohlkreuz und den Kinn-Brust-Abstand der neutralen Wirbelsäulenschwingung beim Vor- und Zurückneigen unverändert beibehalten, indem Sie nur Ihr Hüftgelenk und sonst kein anderes Gelenk im Körper bewegen?

Überprüfen Sie zunächst, ob sich Ihre Wirbelsäule in der neutralen Schwingung (S. 24) befindet.

Dann spreizen Sie Daumen und Zeigefinger einer Hand maximal ab, legen den Zeigefinger hinten mittig auf Ihren Hosenbund oder Gürtel und den Daumen auf den höchsten Lendenwirbel den Sie erreichen können. Versuchen Sie beim Vor- und Zurückneigen Ihren Zeigefinger-Daumen-Abstand und damit auch

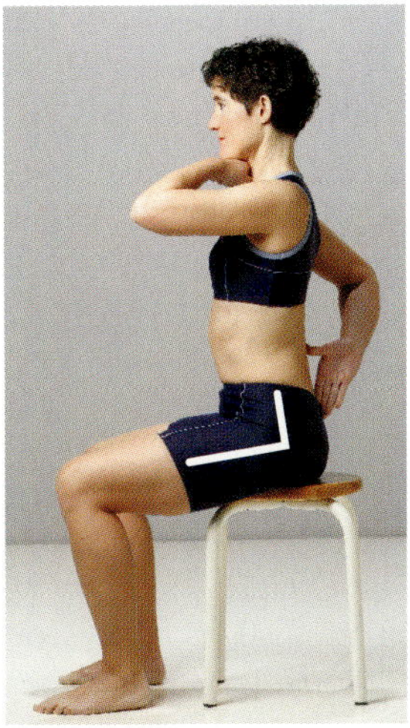

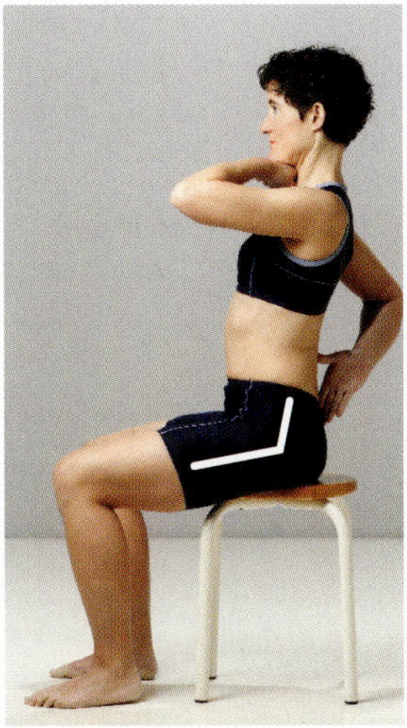

◀ li: Die Faust der einen und die gespreizten Finger der anderen Hand dienen als Abstandhalter.

◀ re: Aus dem Hüftgelenk nach hinten neigen, bis die Bauchmuskeln anspannen.

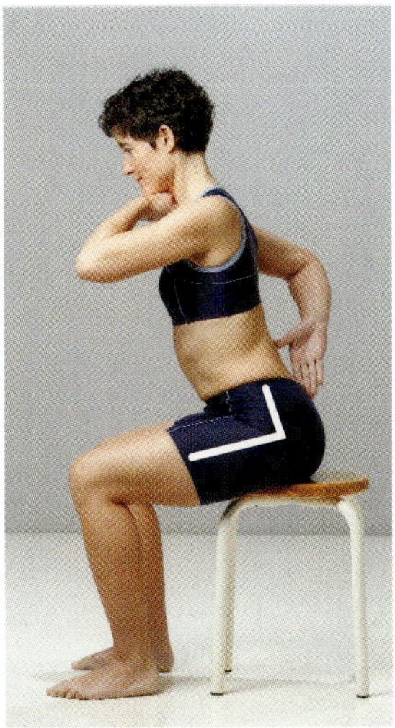

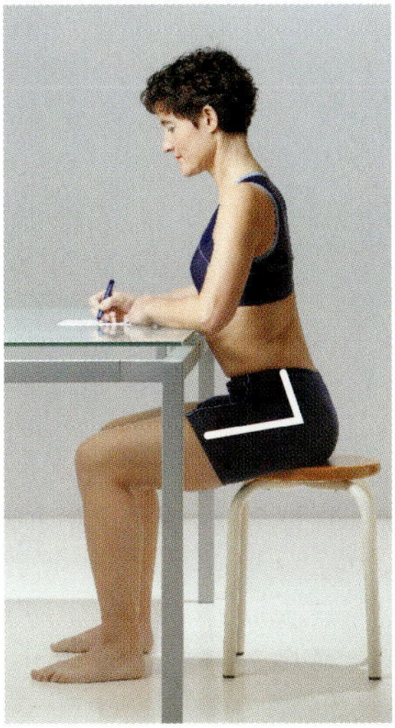

◀ li: Aus dem Hüftgelenk nach vorn neigen ...

◀ re: ... um eine Schreibhaltung mit neutraler Wirbelsäulenschwingung zu erreichen.

Ihr natürliches Hohlkreuz unverändert beizubehalten.

Achten Sie beim Nach-hinten-Neigen besonders darauf, dass der Zeigefinger-Daumen-Abstand nicht kleiner wird, und beim Nach-vorn-Neigen darauf, dass der Abstand nicht größer wird und der Daumen nicht auf der Wirbelsäule nach unten rutscht. Auch Ihr Kinn-Brust-Abstand sollte beim Neigen in beide Richtungen gleich bleiben. Um sicherzustellen. dass Ihr Kinn-Brust-Abstand gleich bleibt, können Sie die Faust Ihrer noch freien Hand mit dem Kinn auf dem Brustbein festhalten. Nach einiger Zeit werden Sie die so zustande kommende En-bloc-Neigung des Oberkörpers aus dem Hüftgelenk auch ohne die Hilfe Ihrer Hände beherrschen und können sie dann bei jeder Gelegenheit im Alltag einsetzen.

Was bringt's? Die stabilisierte neutrale Wirbelsäulenschwingung ermöglicht, dass die Wirbelsäule ihre schützende neutrale Schwingung auch unter Belastung (z. B. beim Heben, Ziehen, Drücken oder in nach vorn geneigter Haltung) beibehalten kann. Während die Wirbelsäule durch dauerhaftes bewegungsloses Verharren in der stabilisierten neutralen Haltung überlastet wird, wirkt eine zeitlich begrenzte Stabilisation kräftigend und hält die Wirbel in der richtigen Position.

Senkrechter Oberkörper

Test Befindet sich Ihr Oberkörper in senkrechter Haltung?

Um dies festzustellen, ertasten Sie zunächst die Spannung Ihrer Bauchmuskeln, indem Sie mit dem Finger einer Hand knapp oberhalb des Schambeines (= Oberrand der Schamhaare) ein wenig in Ihren Bauch drücken. Die Finger der anderen Hand legen Sie im Bereich Ihrer Taille auf Ihre Rückenmuskeln, die Ihre Wirbelsäule als senkrechten Muskelstrang auf beiden Seiten begleiten.

Wenn Sie sich nun mit stabilisierter neutraler Wirbelsäule (S. 26) ein wenig über die Senkrechte hinaus nach hinten neigen, können Sie mit der vorderen Hand spüren, wie sich Ihre Bauchmuskeln anspannen und Ihre Finger aus

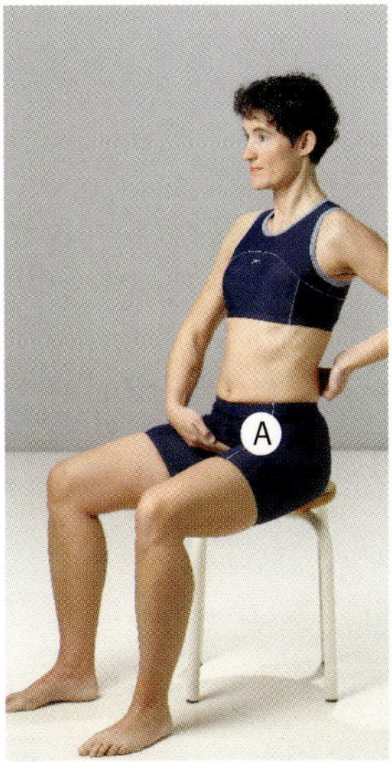

▲ Beim Zurücklehnen ist spürbar, wie sich die Bauchmuskeln (A) anspannen.

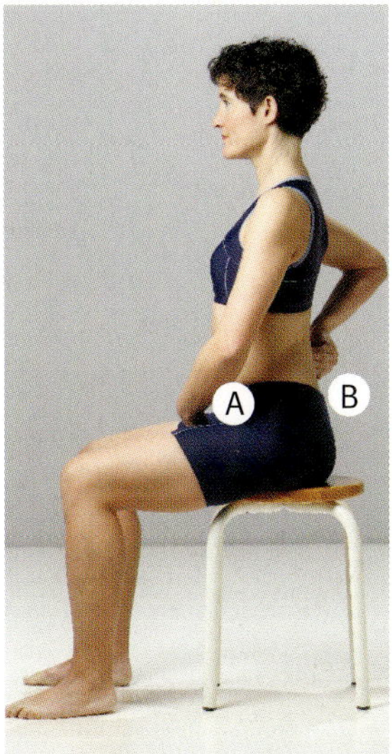

▲ Senkrechte Körperhaltung; Bauch- (A) und Rückenmuskeln (B) sind entspannt.

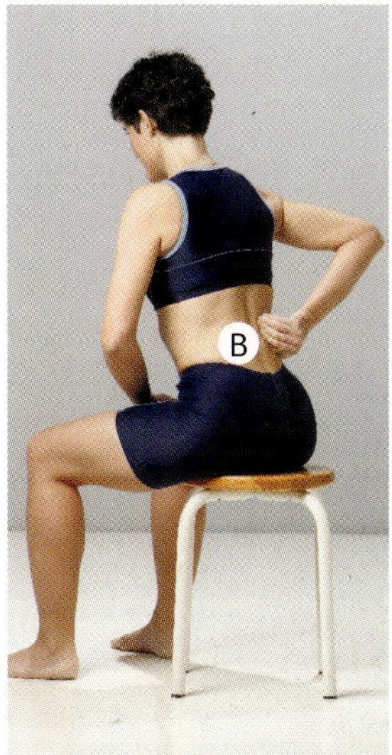

▲ In der nach vorn geneigten Haltung sind die Bauchmuskeln entspannt und die Rückenmuskeln (B) angespannt.

dem Bauch herausdrücken, während sich gleichzeitig Ihre Rückenmuskeln entspannen.

Entsprechend können Sie spüren, wie sich Ihre Rückenmuskeln an- und Ihre Bauchmuskeln entspannen, sobald Sie sich mit geradem Rücken etwas über die Senkrechte hinaus nach vorn beugen, wie Sie es tun würden, um mehr von Ihren Füßen zu sehen.

In der senkrechten Mittelstellung zwischen Vorgebeugt und Zurückgelehnt schließlich können Sie spüren, wie Rücken- und Bauchmuskeln gleichermaßen entspannt sind.

Was bringt's? Mit dieser gleichmäßigen Entspannung entlastet die senkrechte Oberkörper-Stellung Ihre Bandscheiben und verhindert eine schnelle Ermüdung und Verspannung Ihrer Muskulatur. Da die Senkrechte vom Drehmoment der Schwerkraft befreit ist, wird die aufrechte Haltung hier im Gegenteil zur mühelosen Angelegenheit. Das macht den senkrechten Oberkörper zum idealen Mittelpunkt aktiver Haltung.

Haltungsgerechte Umwelt

Test Ist alles, was Sie häufig berühren (z.B. Stuhl, Tisch, Computertastatur) oder anschauen (z.B. Buch, Gesprächspartner, Computer- oder TV-Bildschirm), so platziert bzw. eingestellt, dass Sie dabei in der neutralen senkrechten Wirbelsäulenhaltung sitzen oder stehen können?

Was bringt's? Eine haltungsgerechte Umwelt kommt einer gesunden Haltung im Alltag entgegen und verhindert, dass wir uns unnötig verbiegen und verspannen. Was hilft Ihnen das beste Haltungsbewusstsein, wenn Ihr Computerbildschirm so ungünstig steht, dass Sie sich krumm machen müssen, um ihn im Blick zu haben?

Höhe der Sitzfläche

Test Ist ihre Sitzfläche so hoch, dass Ihre Hüften etwas höher sind als Ihre Knie?

Profi-Tipp

Wenn senkrechte Haltung nicht möglich ist

Es ist nicht immer möglich, die Umwelt Ihrer neutralen senkrechten Oberkörperhaltung anzupassen. Das Schreiben an einer gewöhnlichen flachen Tischplatte ohne Neigemöglichkeit ist z.B. nur durch eine Verkrümmung oder Neigung der Wirbelsäule möglich. Da sich verkrümmte Haltungen, die längere Zeit oder unter Belastung eingenommen werden, besonders ungünstig auf die Wirbelsäule auswirken, sollten Sie in diesem Fall lieber Ihre senkrechte Oberkörperstellung vorübergehend aufgeben und sich mit stabilisierter neutraler Wirbelsäulenschwingung (S. 26) nach vorne neigen, so weit dies nötig ist.

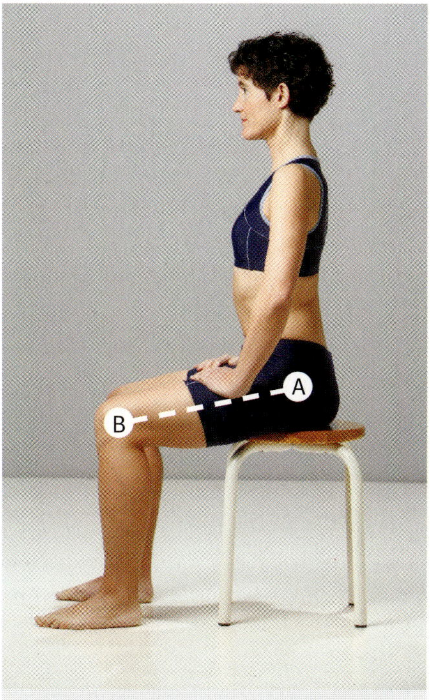

▲ Richtige Höhe der Sitzfläche: die Hüfte (A) etwas höher als die Knie (B).

Was bringt's? Die richtige Höhe der Sitzfläche bringt das Hüftgelenk in eine Stellung, die die Beckenaufrichtung und somit auch eine neutrale Wirbelsäulenschwingung (S. 24) erleichtert.

Knie- und Fußabstand

Test Stehen Ihre Füße und Knie etwas mehr als hüftbreit auseinander?

Was bringt's? Wie die richtige Höhe der Sitzfläche, macht auch ein weiterer Knieabstand den Weg für die Aufrichtung des Beckens und somit auch für die neutrale Wirbelsäulenschwingung frei. Probieren Sie aus, wie viel anstrengender die aufrechte Haltung wird, wenn Sie Ihre Knie zusammendrücken oder Ihre Beine übereinander schlagen.

Gewichtsverteilung im Sitzen

Test Ist Ihr Gewicht gleichmäßig auf beiden Gesäßhälften verteilt und das Gewicht beider Beine voll auf dem Boden abgestellt?

Was bringt's? Die gleichmäßige Gewichtsverteilung im Sitzen verhindert seitliche Verkrümmungen und Verspannungen der Wirbelsäule und stabilisiert Ihre Becken-Gelenke.

Stehhaltung

Wiederholen Sie zunächst alle Punkte der Sitzhaltung bis zum Punkt „Haltungsgerechte Umwelt“ (S. 24–30). Sie gelten alle auch für die Stehhaltung.

Standbreite

Test Stehen Ihre Füße hüftbreit auseinander?

Was bringt's? Die richtige Standbreite erleichtert eine dynamische Stehhaltung und entlastet zudem Ihre Hüft- und Fußgelenke.

Gewichtsverteilung im Stehen

Test Stehen Sie mit gleich viel Gewicht
1. auf Ihrem linken und rechten Fuß und
2. auf Ihren Fersen und Zehenballen?

1. Die seitliche Gewichtsverteilung zwischen Ihrem linken und rechten Fuß können Sie über die Druckverteilung auf Ihren Fußsohlen erspüren. Sie lässt sich aber auch mit dem Zwei-Waagen-Test überprüfen und trainieren. Dazu stellen Sie sich in gewohnter Haltung auf zwei gleiche Waagen und schauen erst dann auf die beiden Gewichtsanzeigen. Wenn Ihr Gewicht ungleich verteilt sein sollte, gleichen Sie es aus und merken sich das Gefühl. Dann stellen Sie sich nach kurzer Pause wieder auf die Waagen, versuchen das Gewicht nach Gefühl wieder genauso gleichmäßig auf beide Waagen zu verteilen und kontrollieren erst dann mit Blick auf die Anzeigen, ob es Ihnen gelungen ist. Falls nicht, üben Sie es, bis es klappt.
2. Ob Ihr Gewicht gleichmäßig zwischen Ihren Fersen und Zehenballen

▼ Der Zwei-Waagen-Test zeigt, ob Ihr Gewicht gleichmäßig auf beide Füße verteilt ist.

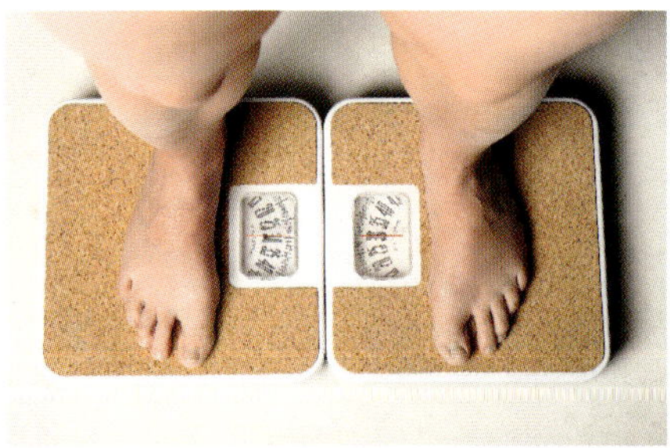

verteilt ist, können Sie ebenfalls über die Druckverteilung auf Ihren Fußsohlen erspüren. Eine weitere Möglichkeit ist, die Muskelspannung im Bein zu erspüren: Wenn Ihr Gewicht zu weit hinten in Richtung Ihrer Fersen liegt, spannt die Muskulatur im Bereich des Schienbeins und der Oberschenkelvorderseite an. Haben Sie Ihr Gewicht zu weit nach vorne Richtung Zehenballen verlagert, spannen sich Wade und Oberschenkelrückseite an.

Was bringt's? Eine gleichmäßige Gewichtsverteilung im Stehen verhindert seitliche Verkrümmungen und Verspannungen der Wirbelsäule und stabilisiert Ihre Beckengelenke. Zudem verhindert sie einseitige Verspannungen der Bein- und Hüftmuskulatur.

Stehhaltung mit senkrechtem Oberkörper

Test Befindet sich Ihr Oberkörper in senkrechter Haltung?

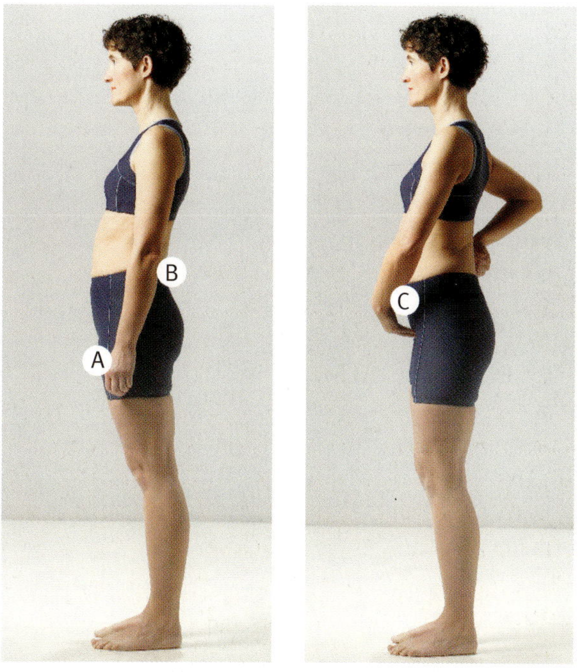

▶ li: Wenn eine nach vorne verschobene Beckenhaltung Taubheit im Bereich des Oberschenkels (A) oder Kreuzschmerzen (B) verursacht ...

▶ re: ... hilft es, wenn Sie Ihr Becken gerade wieder so weit zurückschieben, bis sich Ihre Bauchmuskeln (C) entspannen.

Um dies festzustellen, wenden Sie die Anleitung zur Sitzhaltung mit senkrechtem Oberkörper (S. 28), in gleicher Weise aufs Stehen an. Wirkung und Wahrnehmung können im Stehen aber eine andere sein und sind im Folgenden daher gesondert aufgeführt:

Was bringt's? Die nach vorn verschobene Beckenhaltung verursacht unnötigen Zug in der Leistengegend und Druck in der Lendenwirbelsäule. Die Folgen können Kreuzschmerzen und Taubheitsgefühle im Bereich der Oberschenkelvorder- und -außenseite sein (durch eine Einklemmung des Oberschenkelhautnervs unter dem Leistenband), die sich im Stehen oder Liegen mit ausgestreckten Beinen verstärken. Falls dies bei Ihnen der Fall sein sollte, wird es Ihnen helfen, wenn Sie im Alltag darauf achten, Ihren Oberkörper senkrecht zu stellen, indem Sie Ihr Becken gerade wieder so weit zurückschieben, bis sich Ihre Bauchmuskeln entspannen.

Wenn Ihr Oberschenkelhautnerv auf diese Weise entlastet wird, kann er beginnen, sich zu erholen. Da Nerven sich aber nur ganz langsam erholen, kann dies – falls die Taubheit lange bestand – auch Wochen und Monate dauern.

Profi-Tipp

Richtig stehen

Da sich die meisten Menschen angewöhnt haben, Ihren Oberkörper im Stehen zu weit nach hinten zu lehnen und das Becken zu weit nach vorn zu schieben, wird sich die korrekte senkrechte Haltung anfangs so anfühlen, als ragte das Gesäß zu weit nach hinten heraus. Wenn Sie sich mithilfe zweier Spiegel von der Seite betrachten oder sich von einer anderen Person anschauen lassen, werden Sie feststellen, dass dem nicht so ist. Vielmehr wirken Sie in der senkrechten Haltung sofort aufrechter, ausgeglichener und schlanker.

Zudem löst sich eine etwaige Überstreckung der Knie (manche Menschen drücken im Stehen ihre Knie bis zum Anschlag nach hinten durch und schaden ihnen damit) in dieser Stellung automatisch.

Entspannung

Generell entlastet die Entspannung von verkrampften Muskeln die darunter gelegenen Gelenke, Nerven, Lymph- und Blutgefäße. Außerdem wird der entspannte Muskel selbst wesentlich besser durchblutet, weil der Pumpdruck des Herzens nicht gegen eine Verkrampfung ankämpfen muss.

Eine An- und Entspannung ist kein lokales Ereignis eines einzelnen Muskels, sondern verläuft – wie beim Umfallen einer Reihe Dominosteine – als Funktionskette mit Abzweigungen entlang verschiedener Muskeln durch den gesamten Körper. Aufgrund dieser Abzweigungen werden Sie mit einigem Training merken, wie sich beim Entspannen der Muskelfunktionskette „Zunge – Unterkiefer – Unterlippe – Schultern – Bauch" gleichzeitig unter anderem auch die gesamte Rückenmuskulatur entspannt.

Entspannte Zunge

Test Liegt Ihre Zunge so entspannt im Mundraum, dass das vordere Ende Ihrer Zunge im weiten Teil des Mundes mit einigem Abstand zu den Frontzähnen liegt?

Entspannter Unterkiefer

Test Hängt Ihr Unterkiefer entspannt mit der Schwerkraft, sodass sich Ihre Backen entspannt anfühlen und der Abstand zwischen Ihren Ober- und Unterkieferzähnen weit ist? In Rückenlage: Rutscht Ihr Unterkiefer – relativ zum Oberkiefer – in der Entspannung mit der Schwerkraft senkrecht nach hinten?

Was bringt's? Ein entspannter Unterkiefer und eine entspannte Zunge entlasten Zähne, Zahnfleisch, Nacken, Schläfen, Kiefer und Gehör.

Entspannte Unterlippe

Test Hängt Ihre Unterlippe so entspannt an Ihrer Oberlippe, dass diese von der Unterlippe leicht nach unten gezogen wird?

Was bringt's? Eine entspannte Unterlippe entlastet Nacken, Schläfen, Kiefer und Gehör.

Entspannte Schultern

Test Hängen Ihre Schultern entspannt mit der Schwerkraft an Ihrer aufrechten Wirbelsäule? In Rückenlage: Fallen Ihre Schultern entspannt mit der Schwerkraft Richtung Unterlage?

Was bringt's? Die Schultern fallen zu lassen entspannt neben dem gesamten Schulter-Nacken-Bereich auch die Muskulatur im Schläfen-, Backen- und Kehlkopfbereich. Außerdem löst sie anspannungsbedingte Taubheitsgefühle in den Armen.

Bauchatmung

Test Wird Ihr Unterbauch beim Einatmen weit, während Ihr Brustkorb weiterhin (an der aufrechten Wirbelsäule) mit der Schwerkraft so entspannt in der Ausatemstellung hängt, dass im Spiegel keine Atembewegung Ihrer Schultern, Ihres Brustkorbs oder Ihrer Schlüsselbeine zu sehen ist?

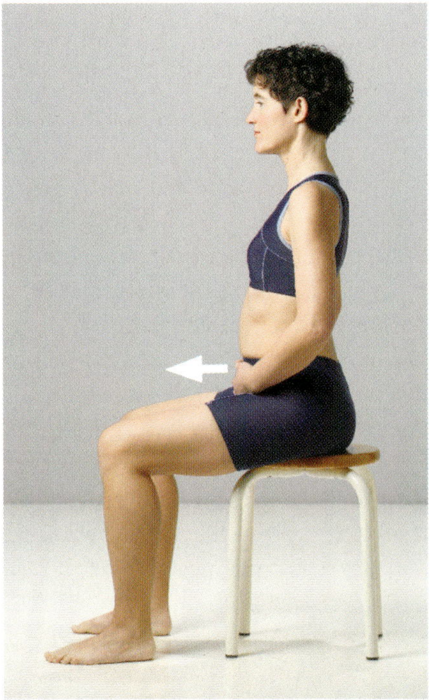

▲ Bauchatmung: Der Unterbauch wird weit, der Brustkorb bleibt völlig entspannt.

Spüren Sie, wie die Bauchatmung bei entspanntem Zustand von Unterkiefer, Zunge und Unterlippe leichter fällt, als wenn die Zähne aufeinander liegen, die Zunge nach vorn gegen die Zähne drückt und die Unterlippe die Oberlippe hochschiebt. Spüren Sie dann, wie umgekehrt eine entspannte Bauchatmung auch die Muskelspannung im Bereich von Unterkiefer, Zunge und Unterlippe senkt.

Was bringt's? Die Bauchatmung ist eine Funktion des Zwerchfellmuskels, der die Mitte unseres Körpers wie eine Kuppel in ganzer Breite durchquert und rundum befestigt ist. Bei der Einatmung in den Bauch flacht sich die Zwerchfellkuppel ab und bewegt sich nach unten. Das hat zur Folge, dass im Brustraum ein Unterdruck entsteht, der frische Luft in die Lungen saugt, während die Bauchorgane nach unten geschoben werden und den Bauch weit machen. Diese Verschiebung im Atemrhythmus durchblutet und lockert die Organe wie eine Massage.

Durch die Befestigung des Zwerchfells an den Wirbelkörpern der Lendenwirbelsäule, den Rippen und dem Brustbein ist eine normale Stellung und Funktion von Lenden- und Brustwirbelsäule nur mit entspannter Bauchatmung möglich. Aber auch die Muskulatur von Halswirbelsäule, Kiefer und Kopf kann nur entspannen, wenn Sie einatmen, indem Sie nicht den Brustkorb gegen die Schwerkraft hochziehen, sondern den Bauch mit der Schwerkraft fallen und weit werden lassen.

Profi-Tipp

Keine zu engen Hosen tragen

Lässt Ihre Hose Ihnen so viel Spielraum, dass die Bauchatmung bei offenem Gürtel, Hosenknopf und Reißverschluss nicht leichter wird? – Machen Sie die Probe aufs Exempel. Nur eine ausreichend weite Hose ermöglicht eine freie Bauchatmung.

Erinnerungspunkte

Je öfter Sie sich bewusst entspannen, umso schneller wird es zur unbewussten Gewohnheit. Es hilft daher, grüne „Erinnerungspunkte" überall dort anzubringen, wo Sie sich im Alltag verspannen. Häufig ist dies am Computer, am Telefon, im Auto oder beim Blick auf die Uhr der Fall.

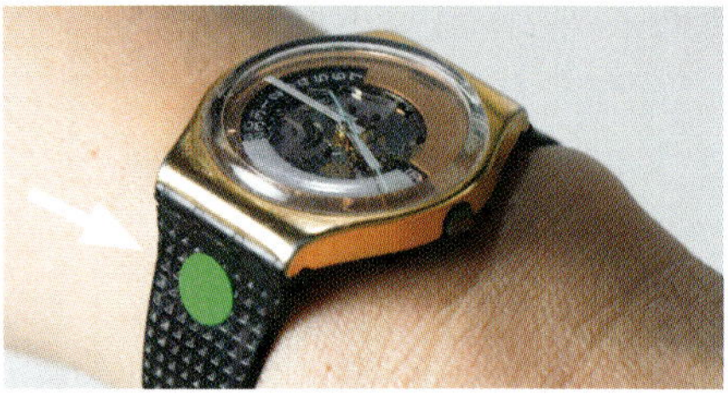

▲ Erinnerungspunkte, z. B. an der Armbanduhr, können helfen, im Alltag entspannt zu bleiben.

Info

Gezielt die Bauchatmung einsetzen

Wenn Bauch und Zwerchfell bei der Brustkorbatmung lange Zeit krampfhaft fest gehalten worden sind, fühlen Sie sich zu Beginn der Bauchatmung etwas zäh an, lösen sich dann aber sehr schnell. Wenn die gewohnte verspannte Brustkorbatmung wegfällt, wird deren Fehlen oft so empfunden, als ob man nicht genügend Luft bekäme. Dieses Mangelempfinden fällt sofort weg, sobald Sie das Zentrum Ihrer Aufmerksamkeit vom Fehlen der alten Atmung auf die neue Bauchatmung hin verlagern.

Viele Menschen halten Ihren Bauch muskulär fest oder schnüren Ihn durch zu enge Hosen ein, weil Sie glauben, dadurch schlanker zu wirken. Das ist falsch. Eine entspannte Bauchatmung massiert, lockert und durchblutet alle Organe des Bauchraums, also auch den Darm. Fehlt die Bauchatmung, verstopft und bläht sich der Darm schneller, wodurch der Bauchumfang deutlich zunimmt. Lassen Sie Ihren Bauch also atmen und leben. Wenn Ihnen beim Loslassen Ihres Bauches bewusst wird, dass er unangenehm dick und voll geworden ist, schnüren Sie ihn nicht ein, sondern ernähren Sie sich so, dass Sie sich wieder wohl und gesund fühlen können.

Bewegung

Sich bewegen bringt Segen – auch dem Rücken. Was in diesem leicht abgewandelten Sprichwort zum Ausdruck kommt, ist eine wichtige Erkenntnis: Bewegung schützt die Wirbelsäule vor degenerativen Schäden (z.B. Arthrose), denn nur Bewegung ermöglicht eine ausreichende Durchblutung von Bandscheiben, Gelenkknorpeln und Muskulatur.

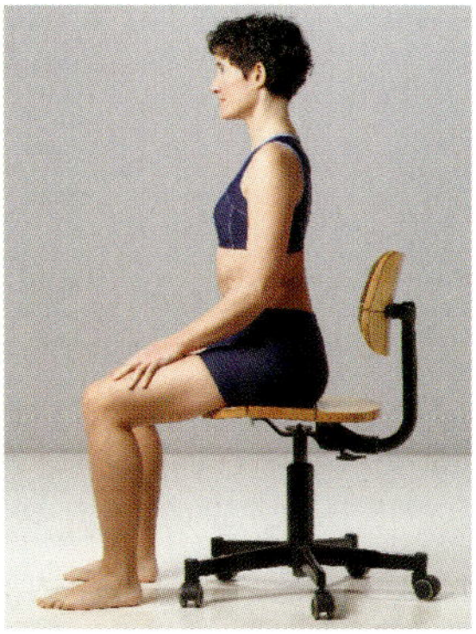

◀ Sitzen mal ohne Rückenlehne …

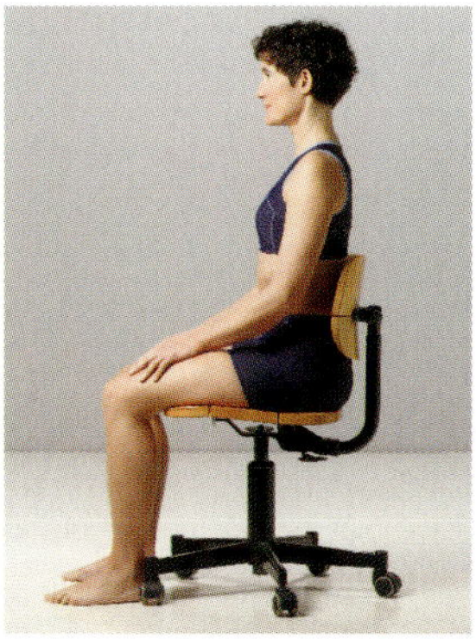

◀ … mal mit Rückenlehne …

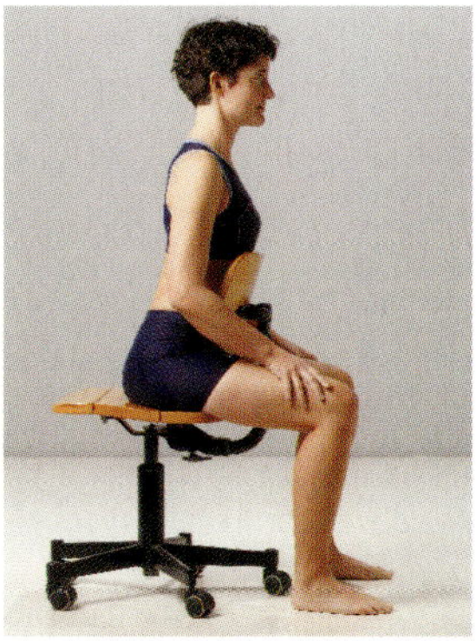

◀ … und mal mit dem Bauch gegen die Rückenlehne.

Sitzwechsel

Wechseln Sie immer mal wieder Ihre Sitzhaltung: Mal frei ohne Rückenlehne, mal mit dem Becken ganz nach hinten gegen die Rückenlehne gerutscht, und auch mal, wenn es der Stuhl und Ihre Tätigkeit möglich machen, mit dem Bauch gegen die Rückenlehne?

Was bringt's? Einseitige Sitzhaltungen sind belastend für die Wirbelsäule. Die häufige Veränderung der Position kann diese Belastung verringern.

Gesunde Wirbelsäule im Alltag

Lagewechsel

Test Wechseln Sie im Laufe des Tages mindestens alle 30 Minuten zwischen Liegen, Stehen, Gehen und Sitzen?

Was bringt's? Jede Lage belastet andere Anteile der Wirbelsäule. Daher trainieren häufige Lagewechsel die Wirbelsäule gleichmäßig, ohne einzelne Bereiche zu überlasten.

Dynamisches Sitzen und Stehen

Test Bewegen Sie sich beim Sitzen und Stehen kontinuierlich um den Mittelpunkt der senkrechten Oberkörperhaltung (S. 28) mit neutraler Wirbelsäulenschwingung (S. 24) und spannen Sie dabei im Wechsel verschiedene Muskelgruppen an?

Sie können sich im Sitzen mit stabilisierter neutraler Wirbelsäulenschwingung (S. 26) abwechselnd so weit nach hinten und vorne neigen, bis Sie – wie unter „Senkrechter Oberkörper" (S. 28) beschrieben – spüren, wie sich Ihre Bauch- und Rückenmuskeln im Wechsel an- und entspannen. Nach einigem Üben werden Sie lernen, diese An- und Entspannung auch ohne Ihre Finger als leichten Druck oder Zug zu spüren.

Da im Körper immer viele Muskeln als so genannte Muskelketten zusammenspielen, werden Sie nach einiger Zeit auch spüren, dass die Spannung beim Zurücklehnen nicht nur im Bauch, sondern auch im Kehlkopf und Gesichtsbereich zunimmt, beim Nach-vorne-Beugen von der Lendenwirbelsäule über den Nacken bis in den Hinterkopf.

Wenn Sie Ihre Wirbelsäule stabilisiert zur rechten Seite neigen, werden Sie spüren, wie Ihr linkes Sitzbein langsam abhebt und die Muskelspannung auf der linken Körperseite, von der Taille bis ins Gesicht hinein, zunimmt. Sie können Ihre Wirbelsäule aber auch ebenso gut langsam und kontinuierlich in alle Richtungen hin und her krümmen. So können Sie sich zusammensinken lassen (spüren Sie, wie hierbei der Brustkorb zusammensinkt und der Kinn-Brust-Abstand größer wird) und wieder aufrichten (wobei Sie den Kinn-Brust-Abstand wieder kleiner werden lassen). Eine weitere Möglichkeit ist, das Brustbein in der nach vorn-oben angehobe-

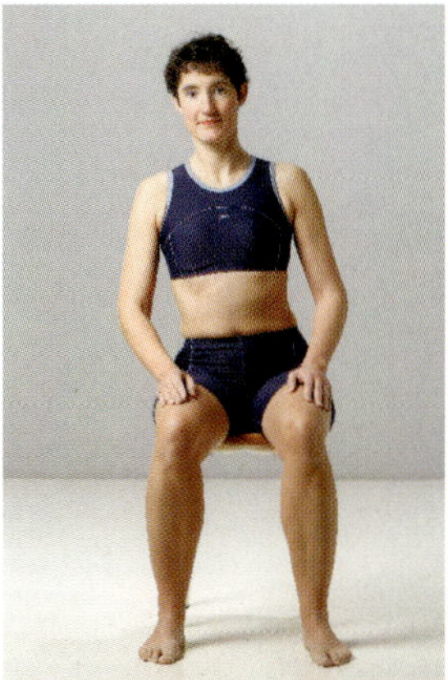

▲Anspannung der linken Rumpfmuskeln mit stabilisierter Wirbelsäule: Becken und Brustkorb zusammen nach rechts neigen.

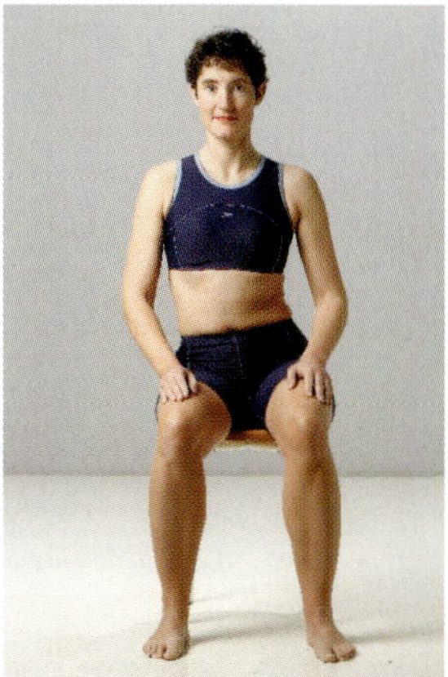

▲Anspannung der linken Rumpfmuskeln mit seitlicher Krümmung der Lendenwirbelsäule: Linke Beckenseite heben, ohne den Brustkorb zu bewegen.

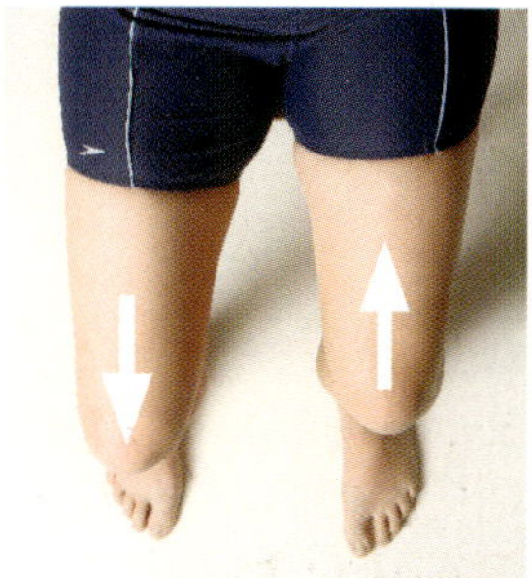

▲Anspannung verschiedener Bauch- und Rückenmuskeln mit Wirbelsäulendrehung: Ein Knie nach vorne schieben und dabei das andere zurückziehen.

nen Stellung zu halten, während Sie abwechselnd eine Beckenseite anheben oder ein Knie nach vorn schieben.

Im Stehen können Sie Ihr Gewicht von einem auf den anderen Fuß verlagern, die Fersen abheben und wieder absetzen oder Ihre Hüften in Form einer kleinen liegenden „8" kreisen lassen.

Was bringt's? Die senkrechte Oberkörperhaltung mit neutraler Wirbelsäulenschwingung ist ein guter Mittelpunkt Ihrer Bewegung. Es verhält sich hiermit wie mit einer Straßenkreuzung: Sie sollten diesen Punkt immer wieder durchqueren, ohne auf ihm stehen zu bleiben. Gleichzeitig sollten Sie sich nie unnötig weit davon entfernen, um unnötig große Muskelanspannungen zu vermeiden. Am liebsten mag der Körper ganz kleine kontinuierliche Bewegungen um den Mittelpunkt der senkrechten Oberkörperhaltung mit neutraler Wirbelsäulenschwingung. Damit stellen Sie sicher, nicht zu den Menschen zu gehören, die Rückenschmerzen bekommen, weil sie sich zu wenig bewegen.

Koordination

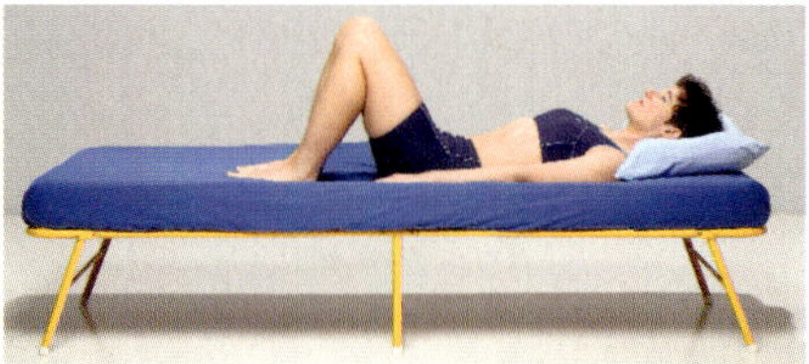

Aus der Rückenlage zum Sitz

Test Wenn Sie im Bett auf dem Rücken liegen und sich an die linke Bettkante setzen wollen – sieht Ihr Bewegungsablauf dann so wie auf den folgenden Abbildungen aus?

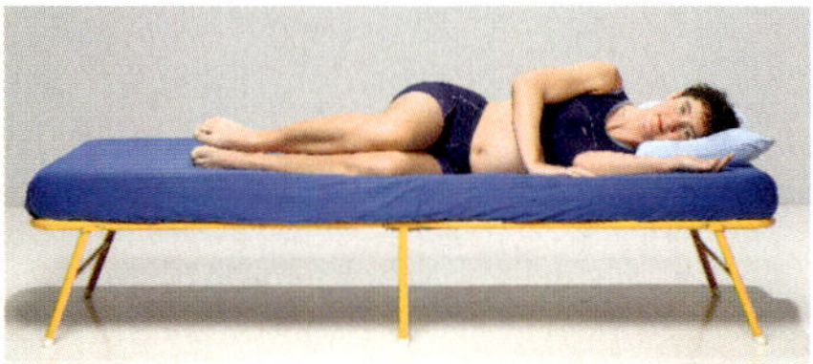

Was bringt's? Wirbelsäulenschonend aus der Rückenlage zum Sitz zu kommen vermeidet die Belastungen, die bei die-

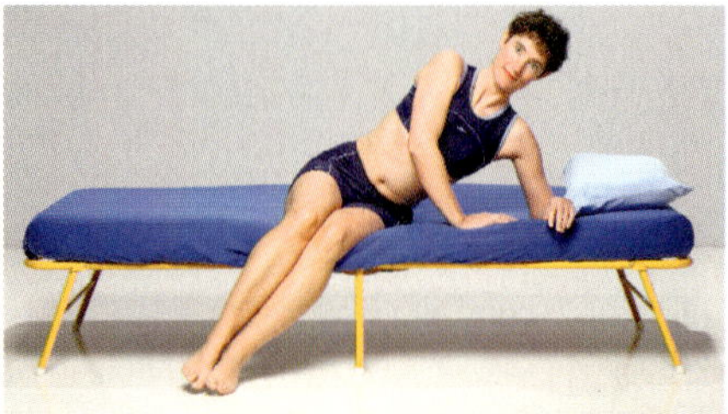

▶ o: Erst eine Ferse so weit zum Gesäß ziehen, bis Sie den Fuß bequem flach aufstellen können, dann den anderen Fuß dazu stellen.

▶ o Mitte: Nun auf die linke Seite drehen und sich mit der rechten Hand neben dem linken Ellbogen auf dem Bett abstützen.

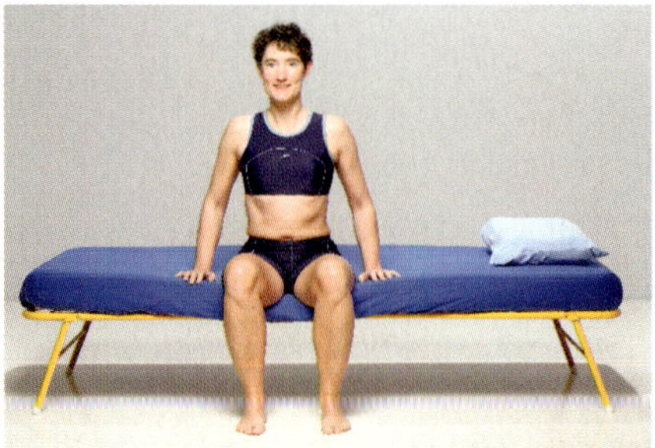

▶ u Mitte: Die Unterschenkel über die Bettkante herunterhängen lassen und sich schließlich mit den Händen ...

▶ u: ... zum Sitzen hochschieben.

Profi-Tipp

Fließende Bewegung

Versuchen Sie, diese Schritte als eine fließende Bewegung durchlaufen zu lassen, beim Wieder-Hinlegen in genau umgekehrter Reihenfolge.

Rückenschmerzen beim Bewegungsübergang zwischen Rückenlage und Sitzen lassen sich durch eine stabilisierte neutrale Wirbelsäulenschwingung (S. 26) kontrollieren.

sem Bewegungsübergang sonst zu Nerveneinklemmungen (Hexenschuss) und Bandscheibenschäden führen können.

Balance

Test Können Sie beim An- und Ausziehen der Socken und Schuhe im Stehen die Balance halten und Ihre Wirbelsäule stabilisieren?

Um dies festzustellen, stellen Sie sich auf einen harten ebenen Boden und legen Ihren rechten Fuß auf Ihren linken Oberschenkel. Den Test haben Sie bestanden, wenn Ihnen Folgendes gelingt:

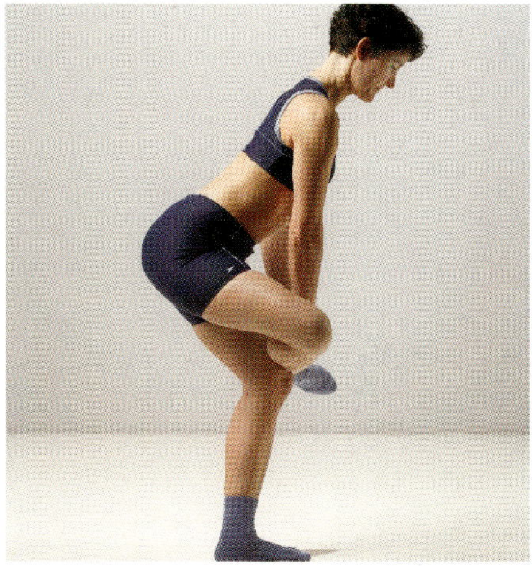

▲ Im Stehen mit stabilisierter neutraler Wirbelsäulenschwingung (S. 26) Schuh und Socke sicher aus- und wieder anziehen.

1. Sich mit stabilisierter neutraler Wirbelsäulenschwingung (S. 26) nach vorn lehnen, bis Ihre Hände den rechten Schuh erreichen.
2. Schuh und Socke in dieser Stellung langsam und mit so wenig Wackeln aus- und wieder anziehen, dass der linke Fuß nicht verrutscht und nur so wenig kippt, dass alle seine Zehen (achten Sie besonders auf den großen und den kleinen Zeh) immer in Kontakt mit dem Boden bleiben.

3. Das Gleiche mit geschlossenen Augen und entsprechend auf der anderen Seite wiederholen.

Was bringt's? Mit guter Balance bewegen Sie sich kontrolliert und schonend im neutralen Spielraum Ihrer Gelenke, wodurch eine vorzeitige Gelenkabnutzung, Bänderverletzungen und Stürze vermieden werden.

Armschwung

Test Schwingen beide Arme beim Gehen gleichmäßig und locker mit?

Schon beim langsamen Gehen sollte die linke Hand nach vorne und hinten komplett am linken Oberschenkel vorbei schwingen. Beim Nach-vorn-Schwingen bis deutlich vor den Oberschenkel, beim Schwingen nach hinten bis knapp hinter den Oberschenkel. Entsprechend sollte die rechte Hand gleichzeitig in umgekehrter Richtung am rechten Oberschenkel vorbeischwingen. Beim schnelleren Gehen wird die Armschwung-Bewe-

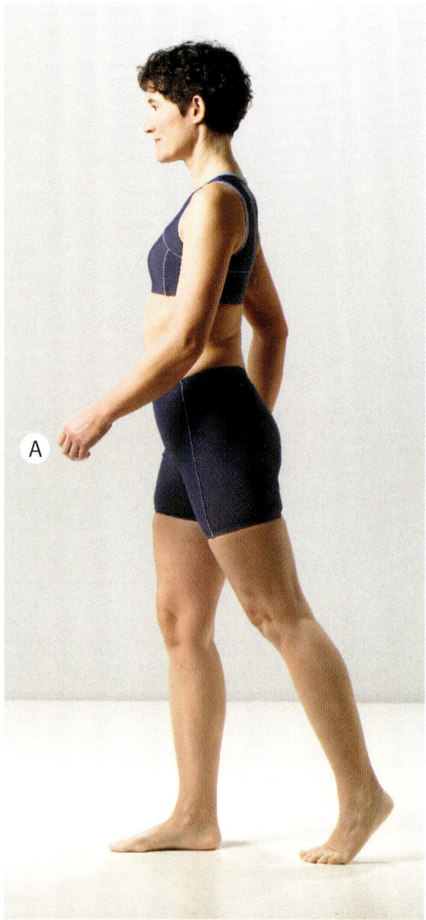

▲ Die Arme schwingen beim Gehen locker mit, sodass die Hände nach vorn deutlich (A) …

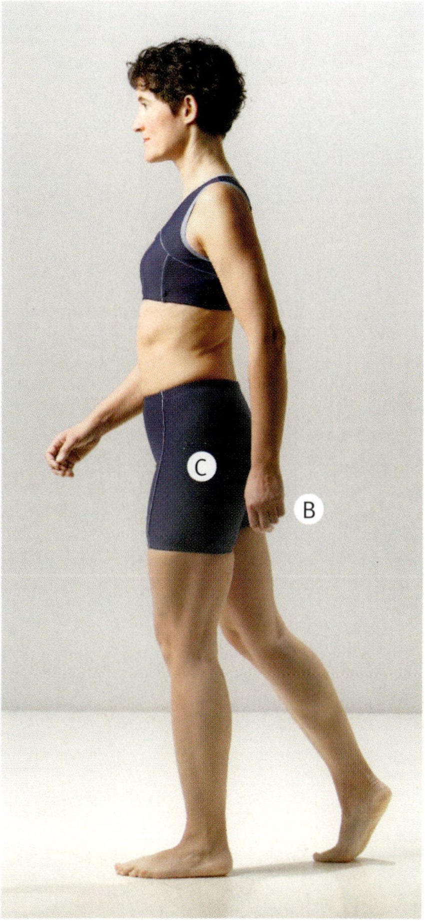

▲ ... und nach hinten (B) knapp am Oberschenkel (C) vorbeischwingen.

gung weiter. Der linke Arm schwingt nach vorne, wenn das rechte Bein nach vorne kommt, und umgekehrt. Die Arme müssen nicht bewusst geschwungen werden. Sie schwingen automatisch mit, wenn sie locker gelassen und nicht durch eine Tasche oder ein breites Becken gebremst werden.

Was bringt's? Ein effektiver Abdruck beim Gehen ist mit einer Drehung des Beckens und der Wirbelsäule verbunden. Diese Drehung wird durch den Armschwung zunächst gebremst und als elastische Energie in der Wirbelsäule gespeichert, um sich im nächsten Moment wieder wie bei einem aufgedrehten Gummiband als Antriebsenergie zu entladen.

Was der Wirbelsäule an Armschwung fehlt, muss durch unnötige Muskelarbeit beim Bremsen und beim Antrieb kompensiert werden. Dies führt zu Verspannungen und blockiert den natürlichen Gangablauf.

Hüftstreckung

Test Ist Ihre Hüftstreckbeweglichkeit auf beiden Seiten so frei, dass sich Ihr Knie beim Gehen während der Standbeinphase locker bis hinter den Hüftknochen verschiebt?

Wenn Sie spüren, dass die Hüftstreckung auf einer Seite weniger frei ist, versuchen Sie das freiere Gefühl der anderen Seite „zu kopieren". Testen Sie außerdem, ob es unmittelbar nach dem Üben der Hüftstreck-Beweglichkeit (S. 71) leichter geht.

Was bringt's? Eine freie Hüftstreckung läuft als Drehbewegung in der Wirbelsäule weiter, wo sie ein wichtiges Element des natürlichen Gangablaufs ist (siehe Armschwung). Die damit verbundene Lockerheit des Hüftbeugemuskels entlastet die Lendenwirbelsäule, an der er befestigt ist. Außerdem bewirkt die weite Hüftstreckbewegung, dass die Gewichtsbelastung über eine größere Fläche des Hüftkopfes verteilt wird und ihn somit vor Abnutzung (Arthrose) schützt.

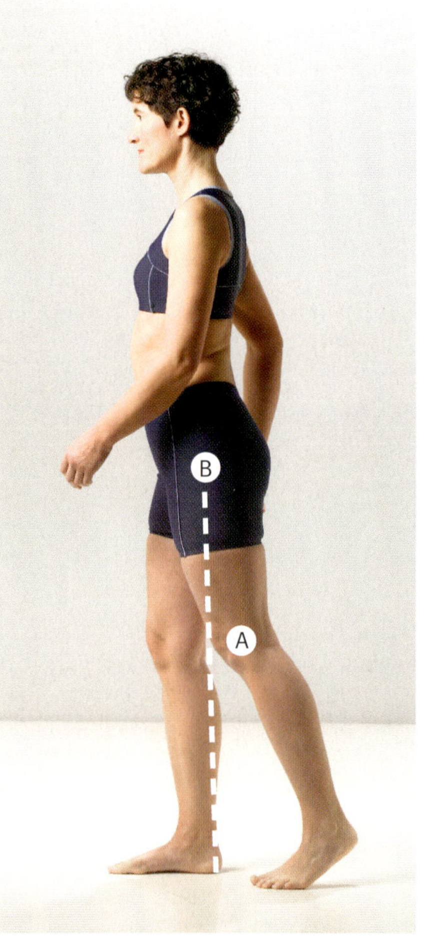

▲ Standbeinphase: Das Knie (A) befindet sich hinter der Hüfte (B).

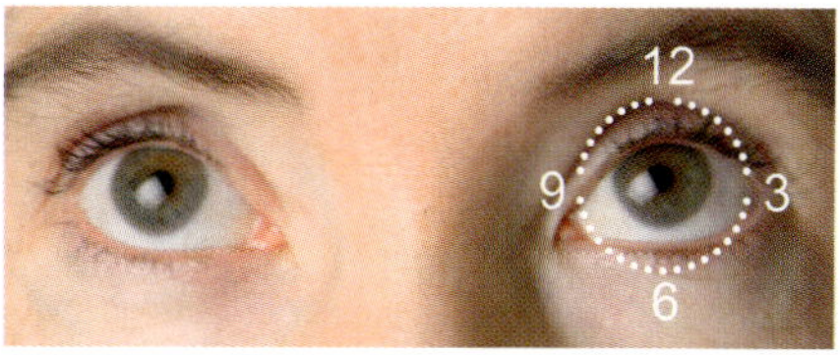

▲ Augenbewegung im Kreis, langsam und gleichmäßig.

Augenmuskel-Koordination

Test Können Sie Ihre Augen in einem weiten Kreis, ganz langsam und gleichmäßig, wie von Minute zu Minute eines Zifferblatts, bewegen, ohne eine Minute zu überspringen, während Mimik, Kopf und Unterkiefer so entspannt bleiben, dass sie sich nicht mitbewegen?

Beginnen Sie im Uhrzeigersinn und wiederholen Sie das Gleiche dann gegen den Uhrzeigersinn. Temporichtlinie: In Gedanken flott auf „fünf" zählen, während sich Ihre Augen langsam und gleichmäßig von einer Stunde zur nächsten weiterbewegen. Wenn Sie sich nicht sicher sind, ob Ihre Augenbewegung langsam und gleichmäßig ist, fragen Sie Ihr Gegenüber.

Was bringt's? Wenn wir etwas ansehen und unseren Kopf mit unseren Nackenmuskeln eine Spur nach links drehen, müssen die Augenmuskeln diese Kopfbewegung automatisch um exakt die gleiche Drehung nach rechts ausgleichen, damit das Bild nicht verwackelt. Aufgrund dieser eng verschalteten Muskelsteuerung entspannt eine gute Augenmuskel-Koordination nicht nur den Augenbereich, sondern automatisch auch die Nackenmuskulatur. Umgekehrt begünstigt eine entspannte Nackenmuskulatur ein entspanntes Sehen.

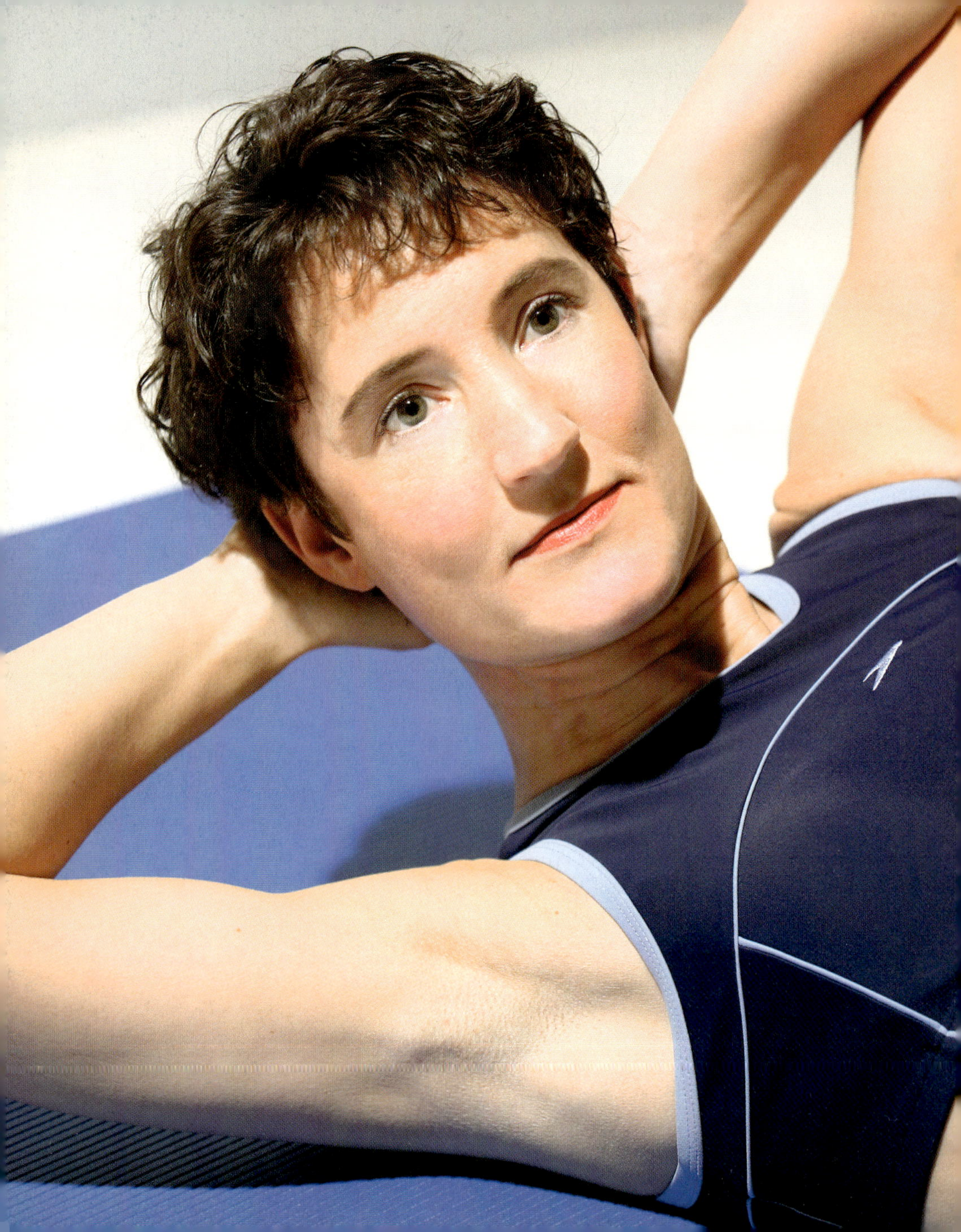

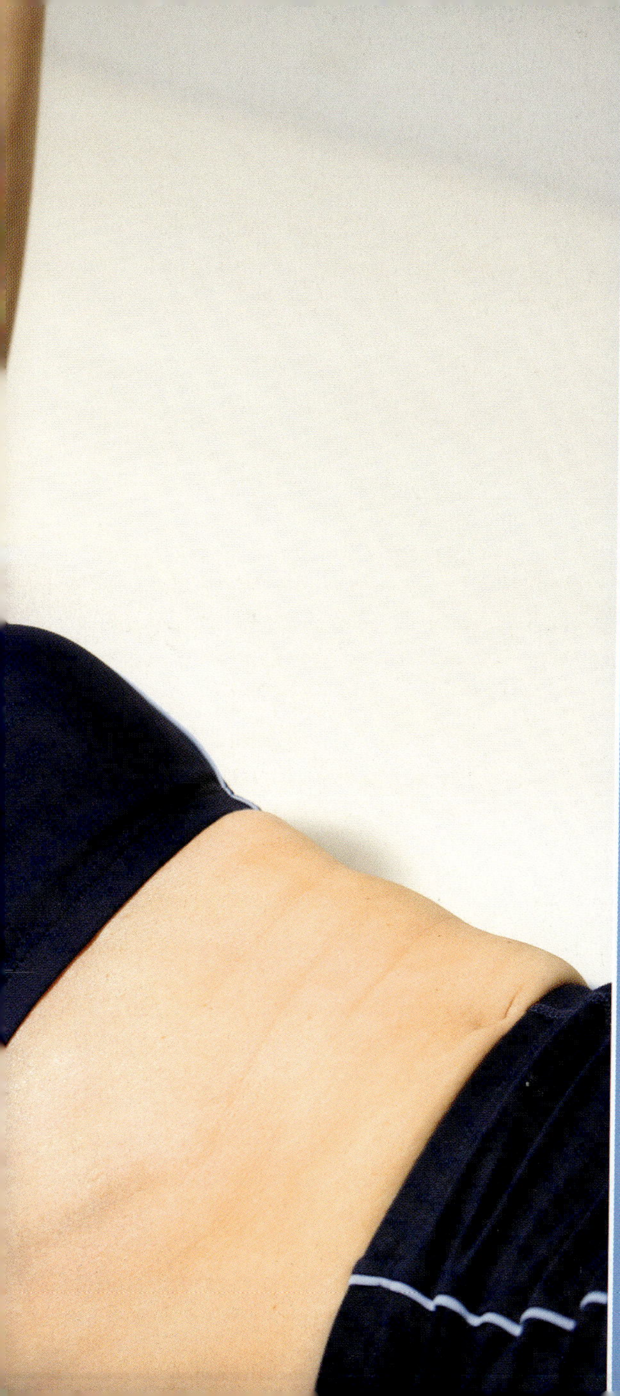

Ausgleichs-übungen

Beweglichkeit

In den vorhergehenden Kapiteln wurde beschrieben, welches Verhalten im Alltag die Gesundheit der Wirbelsäule fördert. Wenn Sie dran bleiben, wird das gesunde Verhalten mit jeder Woche und jedem Monat zunehmend ins Unterbewusstsein übergehen, bis es automatisch und mühelos geworden ist. Noch schneller und effektiver lässt sich das Ziel einer gesunden Wirbelsäule erreichen, wenn Sie mit den folgenden Übungen gleichzeitig Ihre Beweglichkeit, Kraft und Ausdauer optimieren.

Beweglichkeitstests, die einzeln auf jeder Körperseite durchgeführt werden, sind im Folgenden aus Gründen der Kürze und Klarheit nur für die linke Seite beschrieben. Sie sind aber natürlich seitenverkehrt auch auf die rechte Seite anzuwenden. Sollten Sie einen dieser Tests beispielsweise links bestehen und rechts nicht, brauchen Sie die entsprechende Übung auch nur rechts zu machen.

Da die Beweglichkeit im Laufe eines aktiven Tages generell zunimmt, ist es leichter, die Beweglichkeitstests abends zu bestehen. Damit Ihnen gesunde Beweglichkeit aber auch schon morgens zur Verfügung steht, ist es ideal, wenn Sie so beweglich bleiben oder werden, dass Sie die Beweglichkeits-Tests bereits eine Stunde nach dem Aufstehen bestehen können.

Übermäßiges und plötzliches Dehnen (Federn) kann Ihre Muskeln und Sehnen zerren. Daher sollten Sie die Dehnspannung immer ganz langsam und behutsam aufbauen und stets in einem für Sie angenehmen Bereich bleiben. Wenn Sie eine erste leichte Spannung erreicht haben, gehen Sie nicht mehr weiter, sondern halten Sie diese Position. Sie entscheidet darüber, ob Sie den Test bestanden haben. Die Übung besteht darin, die Spannung ohne jede weitere Bewegung in dieser Position zu lösen. Wie geht das? – Einfach, indem Sie sich auf die Entspannung konzentrieren, bis Sie spürbar wird. Danach können Sie, wenn Sie Zeit und Muße haben, noch ein Stück weiter bis zum nächsten leichten Spannungswiderstand gehen. Das Training der mentalen Fähigkeit, bestimmte Muskeln gezielt zu entspannen, ist eine wesentliche Voraussetzung für eine gesunde Beweglichkeit. Deshalb sollten Sie immer nur so viel Spannung aufbauen, wie Sie auch lösen können. Je nachdem, wie geübt Sie darin sind, kann eine vollständige Entspannung zwischen dreißig Sekunden und fünf Minuten dauern. Wenn Sie nach zwei Minuten noch gar nicht nachlassen konnten, versuchen Sie es mit mehr Konzentration, weniger Spannung oder mit einer Pause.

Profi-Tipp

Bei Verschlimmerung zum Arzt oder Physiotherapeuten

Wenn Gewebe vorgeschädigt ist, kann es sein, dass Ihre Muskeln einen Bereich schützen, der nicht mobilisiert werden sollte. Wenn Sie also merken, dass sich selbst die leichteste Dehnspannung nicht lösen lässt, oder Ihre Symptome sich nach der Übung verschlimmern, sollten Sie die Übung stoppen und mit Ihrem Arzt oder Ihrem Physiotherapeuten besprechen.

Hinweise zur Durchführung der Übungen

Die folgenden Beweglichkeitstests und -übungen sind nach Körperregionen von oben nach unten geordnet. Bei den Beinen kommt zuerst die Rückseite, dann die Vorderseite. Übungen, die sitzend durchgeführt werden, setzen eine Sitzhöhe voraus, in der Ihre Hüften sich etwas höher befinden als Ihre Knie. Die Übungen, bei denen Sie auf dem Boden knien oder liegen, sind mit einer Gymnastikmatte angenehmer, wodurch die Entspannung erleichtert und somit die Effektivität erhöht wird.

Halswirbelsäulen-Aufrichtung

Sie stehen mit dem Rücken an einer Wand, die Fersen eine Fußlänge von der Wand entfernt. Lehnen Sie sich mit Ihrem Gesäß und Ihren Schultern gegen die Wand und beugen Sie Ihre Knie

Ausgleichsübungen

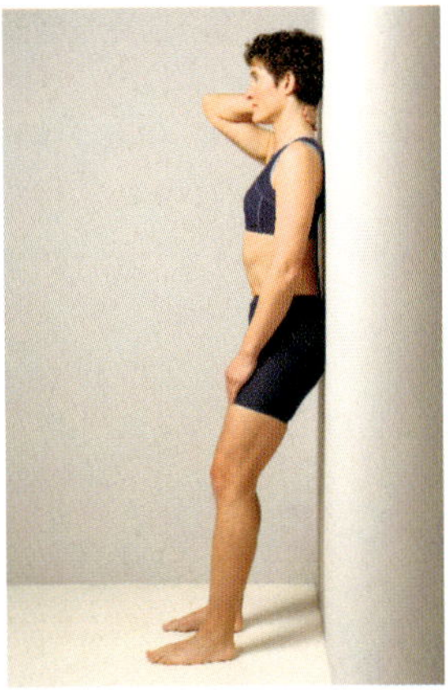

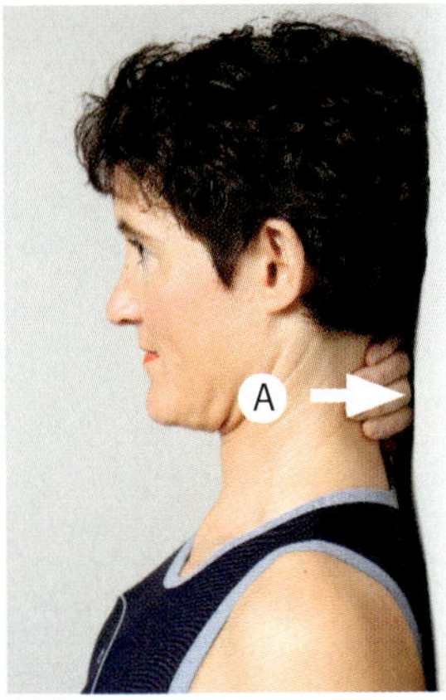

◀ li: Gesäß und Schultern sind an die Wand gelehnt.

◀ re: Der Nacken drückt die Finger (A) gegen die Wand.

leicht. Legen Sie schließlich eine Hand flach in Ihren Nacken.

Test Können Sie den Kopf leicht nach vorn nicken und in dieser „Doppelkinnstellung" so weit nach hinten schieben, bis ein Fingerknöchel die Wand berührt?

Was bringt's? Haben sich Ihre Nackenmuskeln bereits durch eine nach vorn verschobene Haltung des Kopfes verkürzt, werden sie durch die Halswirbelsäulen-Aufrichtung gedehnt und gelockert. Diese Lockerung verbessert die Beweglichkeit der Halswirbelsäule in alle Richtungen. Außerdem ruht der Schwerpunkt des Kopfes in der aufgerichteten Haltung auf der Wirbelsäule, wo er mit deutlich weniger Anstrengung der Nackenmuskeln gehalten werden kann, als wenn der Kopf – wie in der zusammengesunkenen Haltung – nach vorn verschoben ist. Schließlich entlastet die Halswirbelsäulen-Aufrichtung die Nerven der Halswirbelsäule, die bei nach vorn verschobener Kopfhaltung unter Druck geraten und sich dann in Form von Schmerzen in Nacken, Hinterkopf und Stirn oder als Druckgefühl im Augenbereich bemerkbar machen können.

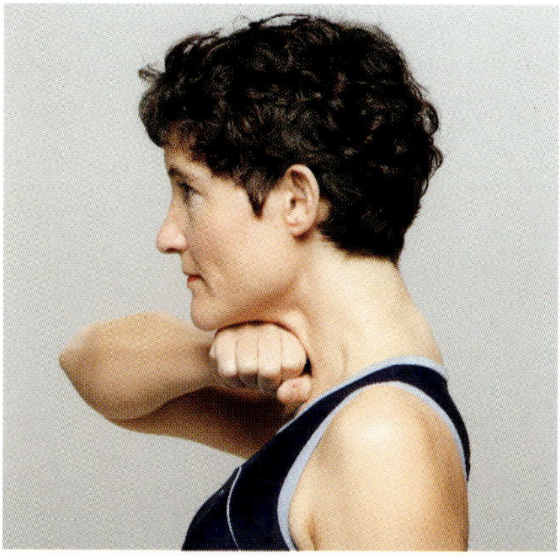

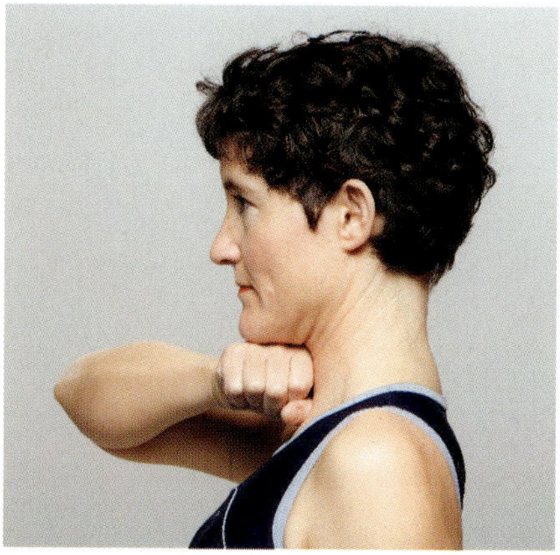

▲li: Die Faust zwischen Kinn und Brustbein fest halten.

▲re: Mit dem Kinn auf der Faust nach hinten rutschen.

Profi-Tipp

Die Übung nicht übertreiben!

Ohne die beschriebene Doppelkinnstellung ist es unmöglich, den Nacken zu dehnen, den Test zu bestehen oder eine ungünstige Überstreckung der Halswirbelsäule zu vermeiden. Schieben Sie Ihren Nacken daher nur so weit nach hinten, wie dies ohne eine Vergrößerung des Kinn-Brust-Abstands möglich ist, auch wenn Ihr Hinterkopf die Wand in diesem Moment noch nicht berührt.

Übungsvariante

Test Können Sie Ihr Kinn auf Ihren Knöcheln so weit nach hinten schieben, bis Sie eine leichte Nackenspannung spüren?

Sie können die Halswirbelsäulen-Aufrichtung auch ohne Wand trainieren. Dazu halten Sie Ihre Faust von vorne gegen Ihren Hals und lassen Ihren Kopf so weit nach vorn nicken, bis Ihre Faust zwischen Kinn und Brustbein fest ge-

Profi-Tipp

Überstreckungen der Halswirbelsäule vermeiden

Solange Sie die Tests der Hals- und Brustwirbelsäulenaufrichtung nicht bestanden haben, sollten Sie zur Vermeidung einer Überstreckung der Halswirbelsäule bei allen Übungen in Rückenlage ein Kopfkissen benutzen.

halten wird. Dann rutschen Sie mit Ihrem Kinn auf der Faust nach hinten, bis Sie eine leichte Nackenspannung spüren. Wenn Sie diese Bewegung nach einiger Übung im Gefühl haben, genügt es auch, sich die Faust nur noch vorzustellen.

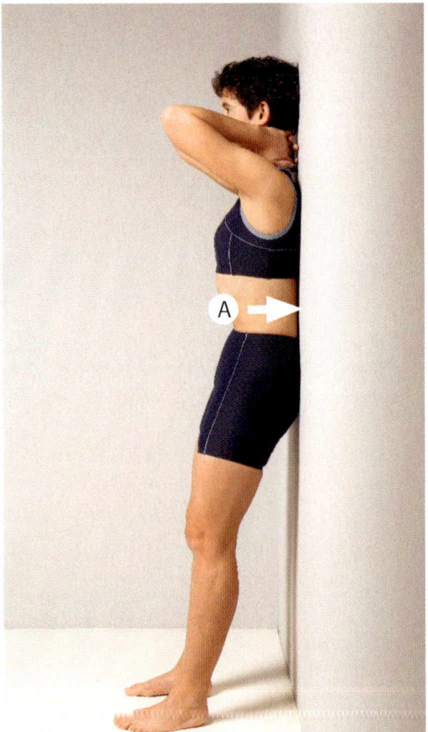

Brustwirbelsäulen-Aufrichtung

Sie stehen mit dem Rücken an einer Wand, die Fersen eine Fußlänge von der Wand entfernt. Lehnen Sie sich mit Ihrem Gesäß und Ihren Schultern gegen die Wand und beugen Sie Ihre Knie leicht. Kippen Sie Ihr Becken dann so, dass Ihre Lendenwirbelsäule gegen die Wand gedrückt wird. Verschränken Sie schließlich Ihre Finger im Nacken, nicken Ihren Kopf nach vorn und halten ihn in dieser „Doppelkinnstellung"

Test Können Sie, wie beschrieben, Ihre Lendenwirbelsäule gegen die Wand gedrückt halten, während Sie Ihren Nacken so weit nach hinten schieben, bis der linke oder rechte Mittelfingerknöchel Ihrer verschränkten Finger die Wand berührt?

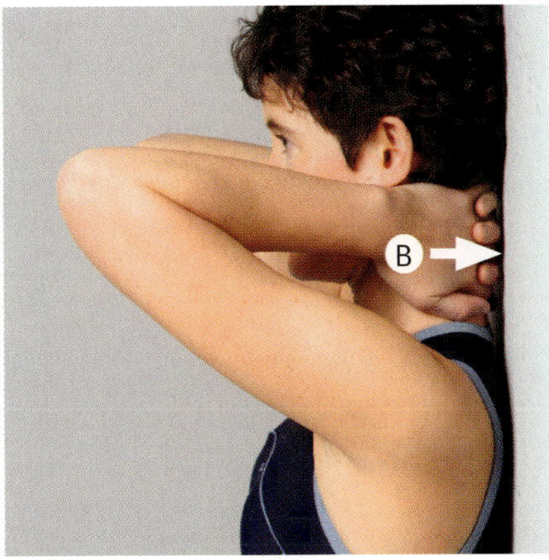

◀ Die Lendenwirbelsäule (A) ist gegen die Wand gedrückt.

▲ Der Nacken drückt den Mittelfingerknöchel (B) gegen die Wand.

Was bringt's? Eine volle Brustwirbelsäulen-Aufrichtung ist die Vorraussetzung dafür, dass wir frei und ohne Schmerzen mit unserer Lendenwirbelsäule ins Hohlkreuz gehen, den Kinn-Brust-Abstand groß machen oder die Arme hochheben können. Außerdem gibt sie den Lungen und den Bauchorganen den nötigen Raum, um sich frei entfalten zu können.

Profi-Tipp

Die Übung nicht übertreiben!

Ohne die beschriebene Doppelkinnstellung ist es unmöglich, den Nacken zu dehnen, den Test zu bestehen oder eine ungünstige Überstreckung der Halswirbelsäule zu vermeiden. Schieben Sie Ihren Nacken daher nur so weit nach hinten, wie dies ohne eine Vergrößerung des Kinn-Brust-Abstands möglich ist, auch wenn Ihr Hinterkopf die Wand in diesem Moment noch nicht berührt.

Ausgleichsübungen

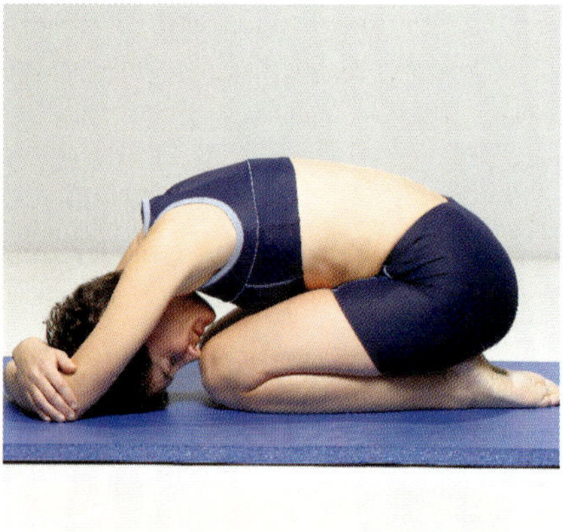

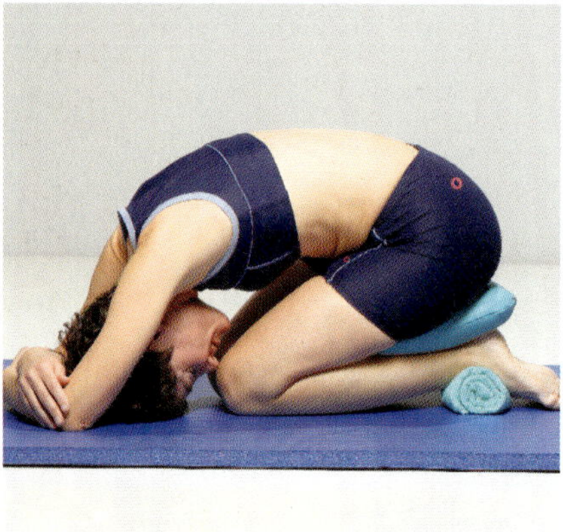

▲o: Die Nasenspitze berührt ein Knie.

▲u: Gegen unangenehme Spannungen im Knie und Fußrücken helfen ein Kissen und ein aufgerolltes Handtuch.

Rückenmuskel-Dehnbarkeit

Sie knien auf dem Boden. Legen Sie Ihre Unterarme und Fußrücken flach auf dem Boden ab.

Test Können Sie mit Ihrer Nasenspitze erst Ihr linkes und dann Ihr rechtes Knie berühren?

Was bringt's? Diese Übung entspannt die Rückenmuskulatur. Ihre ausgleichende und entspannende Wirkung macht sie zum geeigneten Abschluss eines Fitnessprogramms.

Übungsalternative

Wenn die Übung beim Knien unangenehme Spannungen verursachen, die sich auch mit Kissen oder Handtuch nicht lösen lassen, können Sie sich auch breitbeinig und mit senkrechten Unterschenkeln auf einen Stuhl setzen. Die Testfrage lautet dann:

Test Können Sie sich so weit nach vorne beugen, dass Sie Ihre Hände flach auf den Boden legen und die Unterseite des Sitzes sehen können?

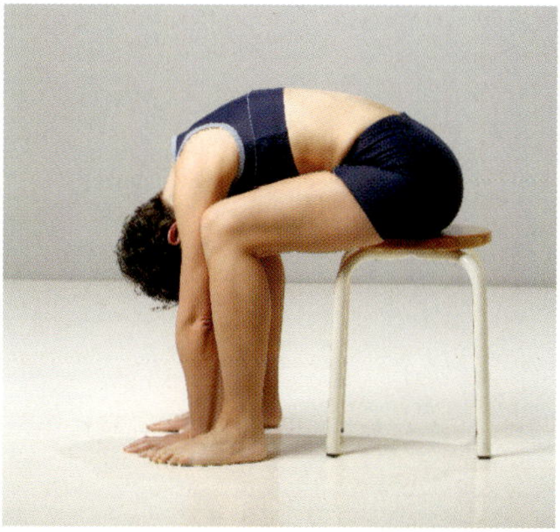

▲ Zum Bestehen der Übungsalternative müssen Sie die Unterseite Ihres Sitzes sehen können.

Schulter-Beweglichkeit

Sie liegen auf dem Rücken (solange Sie die Tests der Hals- [S. 51] und Brustwirbelsäulen-Aufrichtung [S. 54] nicht bestanden haben, mit einem Kopfkissen). Der rechte Arm liegt seitlich am Körper. Greifen Sie mit Ihrer linken Hand unter Ihrem Rücken durch, bis Ihre linke Mittelfingerspitze Ihren rechten Ellbogen berührt, und lassen Sie ihn dort liegen. Lösen Sie dann Ihren rechten Ellbogen vom linken Mittelfinger und legen Sie Ihre rechte Hand flach auf Ihre linke Schulter, strecken Sie die Finger und lassen Sie sie senkrecht nach hinten rutschen, bis die Mittelfingerspitze den Boden berührt.

Test Können Sie Ihr linkes Schulterblatt so flach auf den Boden drücken, dass Ihre linke Schulter an Ihrer rechten Hand entlang so weit nach unten rutscht, bis sie nicht mehr den Handteller, sondern nur noch die Finger Ihrer rechten Hand berührt?

Was bringt's? Eine freie Schulter-Beweglichkeit verbessert die Haltung der Schultern und entspannt damit die Schulter-Nacken-Muskulatur. Die relativ häufige Verkürzung und Reizung der Schulteraußendrehersehne macht sich bei der Übung der Schulter-Beweglichkeit als Schmerz im Oberarm bemerkbar. Solange dieser Schmerz gleich nach der Übung wieder aufhört, ist es heilsam, die Sehne auf diese Art zu dehnen. Voraussetzung ist, dass Sie gefühlvoll dehnen und die Sehne stabil ist (was Ihr Arzt per Ultraschall feststellen kann). Der besonders langsame Heilungsprozess der Schulteraußendrehersehne lässt sich durch eine Vermeidung schmerzauslösender Bewe-

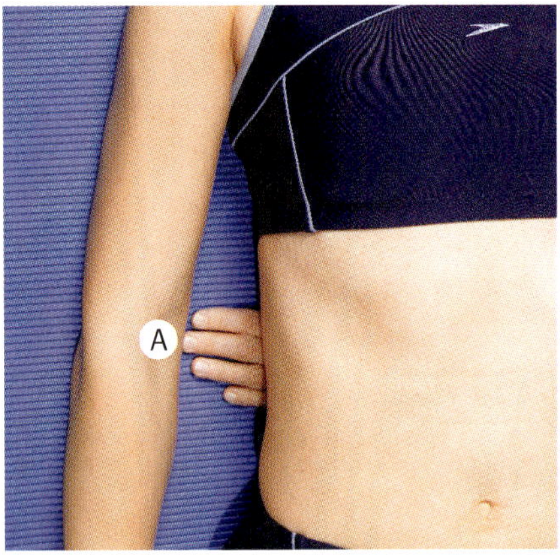

◀ Die linke Mittelfingerspitze berührt den rechten Ellbogen (A).

▼ li: Die linke Schulter berührt den Handteller (B).

▼ re: Die linke Schulter ist so flach auf den Boden gedrückt, dass sie nur noch die Finger der rechten Hand (C) berührt.

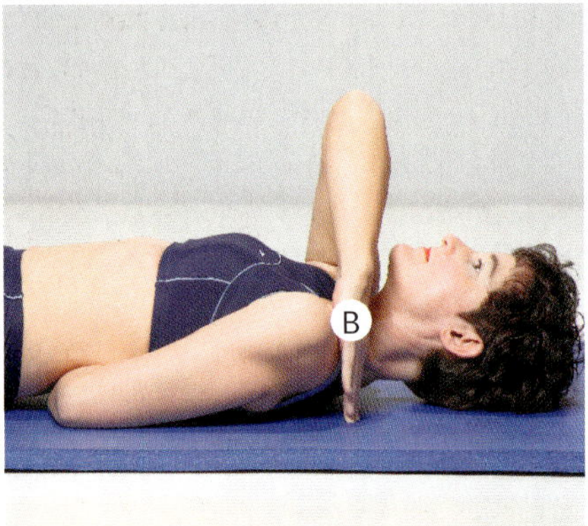

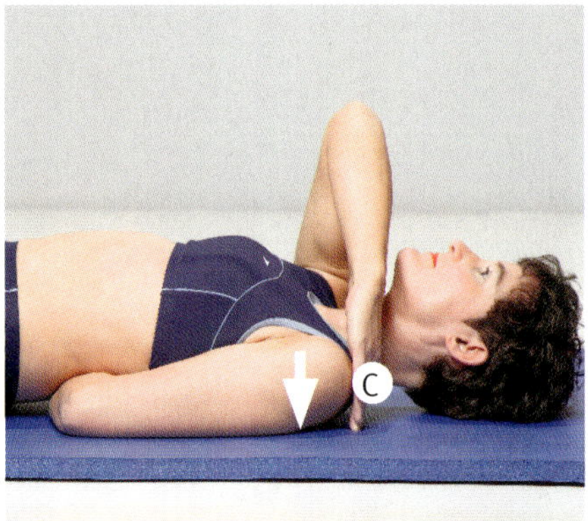

gungen sowie durch das Training der Brustwirbelsäulen-Aufrichtung (S. 54), Dreh-Beweglichkeit (S. 60) und Schulterblatt- und Oberarmmuskel-Kraft (S. 79) unterstützen.

Fingerbeuger-Dehnbarkeit

Sie stehen mit dem Gesicht zur Wand, eine Armlänge von der Wand entfernt. Strecken Sie Ihren linken Arm horizontal nach vorn aus und drehen ihn

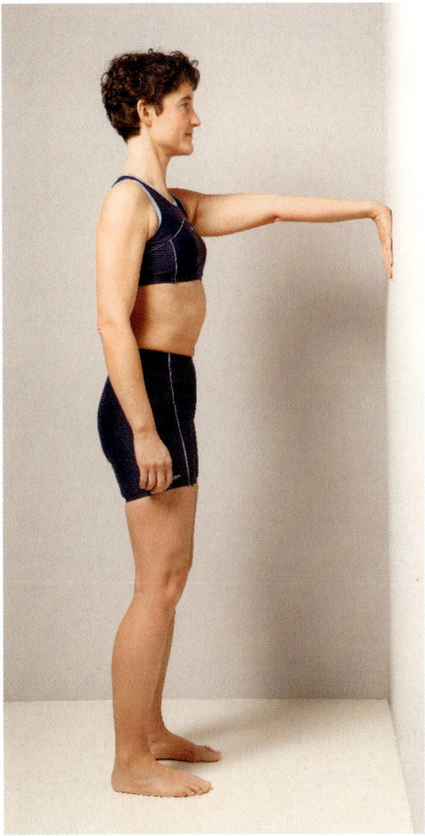

so, dass der Daumen nach außen zeigt. Dann winkeln Sie Ihr Handgelenk so ab, dass Ihre Finger nach unten zeigen und Ihre Handinnenfläche zur Wand gerichtet ist.

◀ Die Innenfläche und alle Finger der linken Hand sind flach gegen die Wand gedrückt.

Test Können Sie Handteller und Finger in dieser Stellung ganz flach gegen die Wand drücken?

Was bringt's? Die Fingerbeuger-Dehnbarkeit entspannt die Unterarmmuskulatur und dadurch weiterlaufend auch die Oberam-, Schulter- und Nackenmuskulatur. Außerdem ermöglicht sie eine optimale Stützfunktion der Arme zur Entlastung der Wirbelsäule, wenn Sie zum Beispiel wirbelsäulenschonend aus der Rückenlage zum Sitz kommen (S. 42).

Armnerven-Beweglichkeit

Diese Übung schließt an die vorige unmittelbar an. Sie stehen in der Fingerbeuger-Dehnposition (s. Abb.). Die linke Hand bleibt flach gegen die Wand gedrückt.

Test Können Sie Ihre Füße und den gesamten Rest Ihres Körpers in einer Vierteldrehung nach rechts drehen, ohne dass eine zusätzliche Spannung in den

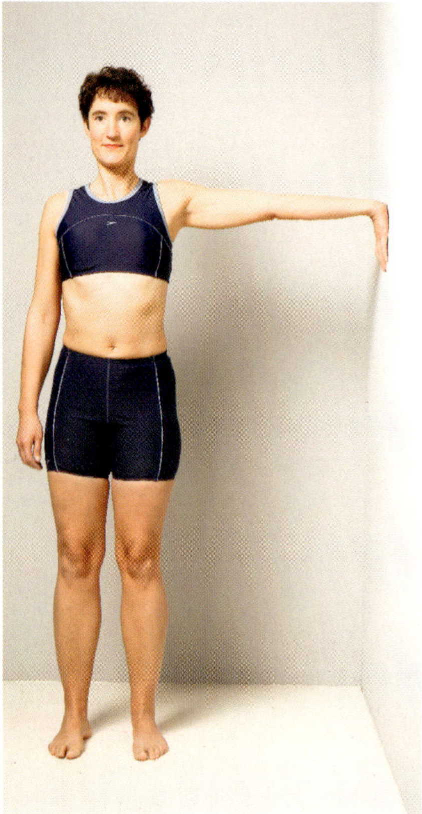

▲ Aus der Fingerbeuger-Dehnposition eine Vierteldrehung nach rechts vollführen.

Fingern Ihrer linken Hand, an einer anderen Stelle Ihres linken Armes oder in Ihrer linken Schulter entsteht?

Profi-Tipp

Achtung!

Gehen Sie bei dieser Übung besonders behutsam vor, da Nerven empfindlich sind und Reizungen oft erst verzögert auftreten.

Was bringt's? Eine freie Armnerven-Beweglichkeit verhindert Schmerzen und Verspannungen in Kopf, Gesicht, Halswirbelsäule und Arm. Oft verspannen sich Muskeln, um unbewegliche Nerven vor Zug zu schützen. Solche Muskelverspannungen lassen sich nur durch die Wiederherstellung einer freien Nervenbeweglichkeit lösen.

Dreh-Beweglichkeit

Rechte Seitenlage. Die linke Hand liegt unter dem Kopf, sodass die Finger den Hinterrand Ihres rechten Ohres berühren. Solange Sie die Tests der Halswirbelsäulen- (S. 51) und Brustwirbelsäulen-Aufrichtung (S. 54) nicht bestanden haben, sollten Sie sich noch ein Kissen zwischen Ihren Kopf und Ihre linke Hand legen. Greifen Sie nun mit den Fingerspitzen Ihrer rechten Hand in die

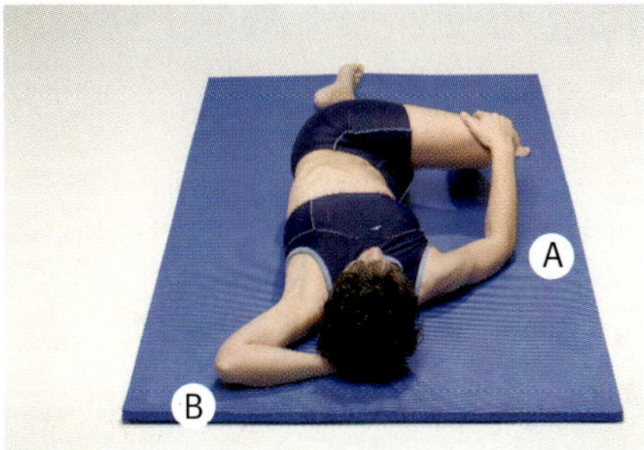

◀ Der rechte Ellbogen (A) und der linke Arm (B) berühren den Boden.

Mitte Ihrer linken Kniekehle und ziehen Ihr linkes Bein so weit Richtung Boden, bis Ihr rechter Ellbogen den Boden berührt.

Test Können Sie Ihr linkes Knie und Ihren rechten Ellbogen in dieser Position halten, während Sie gleichzeitig Ihren linken Ellbogen so weit nach hinten bringen, bis Ihr linker Arm den Boden berührt?

Falls die Übung der Dreh-Beweglichkeit in der gedehnten Schulter Schmerzen an der Stelle verursacht, wo bei Jackett,

Profi-Tipp

Kribbeln im Arm

Wenn Ihr Brustmuskel verkürzt ist, hemmt er die Dreh-Beweglichkeit von Schulter und Brustwirbelsäule und klemmt die unter dem Brustmuskel verlaufenden Nerven und Blutgefäße ein. Ein typisches Zeichen dieser Einklemmung ist, dass Ihre Finger taub werden oder kribbeln, wenn Sie Ihren Arm für einige Zeit höher als Ihren Kopf halten. Ist Ihr Brustmuskel verkürzt, können diese Symptome bei der Übung der Dreh-Beweglichkeit daher auftreten. Dies ist unbedenklich und vielmehr eine Bestätigung, dass es nötig ist, den Muskel zu lockern. In der Regel löst diese Übung aber die Einklemmungen, sodass die aus ihnen resultierende Taubheit und das Kribbeln von Mal zu Mal weniger werden. Falls nicht, sollten Sie mit Ihrem Arzt oder Physiotherapeuten nach anderen Lösungen suchen.

Ausgleichsübungen

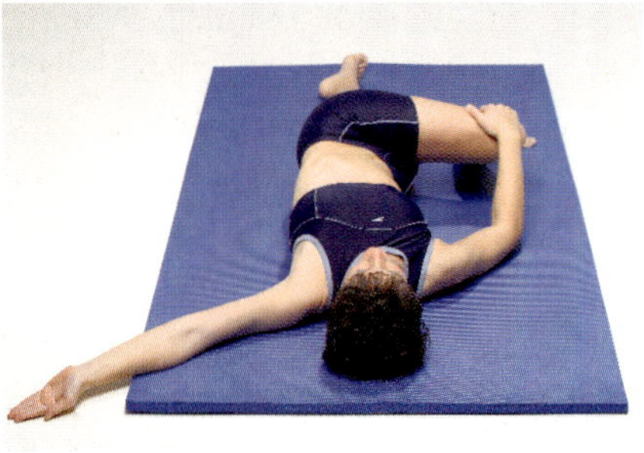

▲ Bei Schmerzen in der Schulter den linken Arm ausstrecken ...

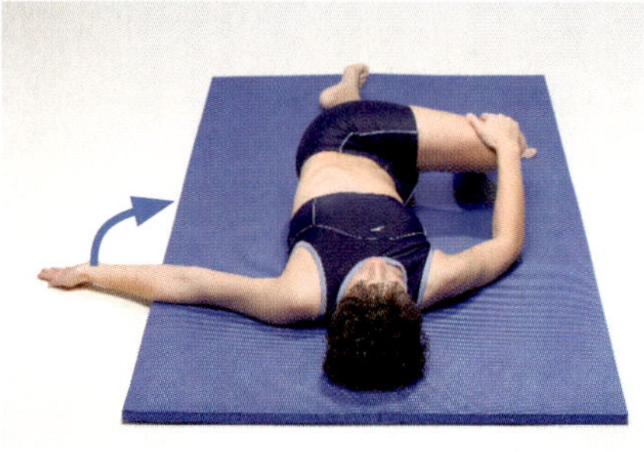

▲ ... und auf dem Boden nach unten rutschen lassen, bis der Schmerz verschwindet.

Pullover oder Bluse die Schulterpolster sitzen, strecken Sie den linken Arm und lassen Sie ihn so weit auf dem Boden nach unten rutschen, bis der Schmerz verschwindet. Außerdem ist es ratsam, die Ursache der Schmerzen – meist eine Fehlstellung des Schultergelenks – von Ihrem Physiotherapeuten behandeln zu lassen.

Was bringt's? Eine gesunde Wirbelsäule muss sich frei in allen Ebenen bewegen können. Sie muss sich also frei beugen und strecken, zur Seite neigen und drehen lassen. Verliert eine Richtung an Beweglichkeit, muss dies von den anderen kompensiert werden, und das stört ihren normalen Bewegungsablauf.

Hebetechnik

Können Sie aus dem Stand mit stabilisierter neutraler Wirbelsäulenschwingung (S. 26) und ohne Ihre Fersen vom Boden abzuheben eine auf dem Boden stehende Flasche aufheben? Sollten Sie die Flasche nicht mit stabilisierter Wirbelsäule erreichen können, probieren Sie es nach jeder der Beweglichkeitsübungen „Hüftbeugung" (S. 64) bis „Oberschenkel-Innenseiten-Dehnbarkeit" (S. 70) noch einmal. Die Übungen, die das Heben mit stabilisierter Wirbelsäule spürbar erleichtern, wären dann ein sinnvolles Aufwärmprogramm für Hebearbeiten im Alltag.

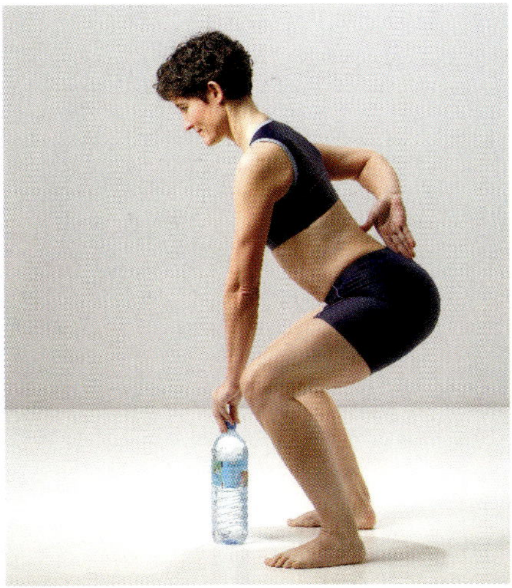

▲ Mit stabilisierter neutraler Wirbelsäulenschwingung eine Flasche aufheben.

Die richtige Hebetechnik verhindert Verletzungen der Bandscheiben beim Heben, indem die Wirbelsäule stabil gehalten wird und die Bewegung aus den Beinen kommt. Die richtige Hebetechnik braucht und trainiert daher eine freie Hüftbeugung (S. 64) und die Dehnbarkeit von Wade (S. 69), Oberschenkel-Innenseite (S. 70), Oberschenkel-Rückseite (S. 67) und Gesäß (S. 65).

Profi-Tipp

Lasten richtig tragen

Ihre Wirbelsäule wird weniger belastet, wenn Sie Lasten eng am Körper tragen und sich beim Heben nur wenig nach vorn neigen. Dies wird umso wichtiger, je größer die gehobenen Gewichte sind. Um mit aufrechter Wirbelsäule heben zu können, müssen Sie Ihre Knie beugen und Ihr Gesäß nach hinten rausstrecken. Wenn Ihre Knie dieser Belastung nicht gewachsen sind, sollten Sie mit Ihrem Physiotherapeuten daran arbeiten, Ihre Kniefunktion zu verbessern oder alternative Hebetechniken zu entwickeln.

Ausgleichsübungen

Hüftbeugung

Sie sitzen mit dem Gesicht zur Wand, die Knie eine Unterarmlänge auseinander, der Abstand zwischen Knien und Wand ebenfalls eine Unterarmlänge. Die Unterschenkel stehen senkrecht. Beugen Sie sich mit stabilisierter neutraler Wirbelsäulenschwingung (S. 26) nach vorn. Rutschen Sie zusätzlich mit Ihrem Kinn auf Ihrer Faust nach hinten, bis Sie eine leichte Nackenspannung spüren (s. Halswirbelsäulen-Aufrichtung, S. 51) und halten diese Stellung während des stabilisierten Nach-vorn-Neigens.

Test Können Sie sich auf diese Weise so weit nach vorn beugen, dass Ihr Kopf die Wand berührt?

Was bringt's? Eine freie Hüftbeugung ermöglicht die neutrale Wirbelsäulenschwingung, indem sie dem Becken die Freiheit gibt, sich beim Sitzen, Heben und Vorbeugen aufzurichten.

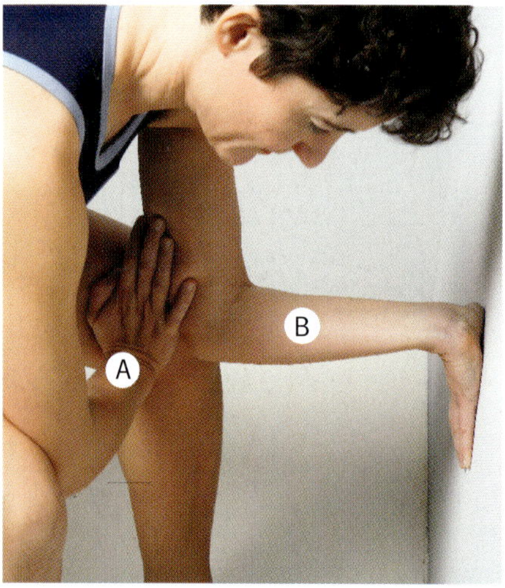

▲ Eine Unterarmlänge Abstand zwischen den Knien (A) wie auch zwischen Knien und Wand (B).

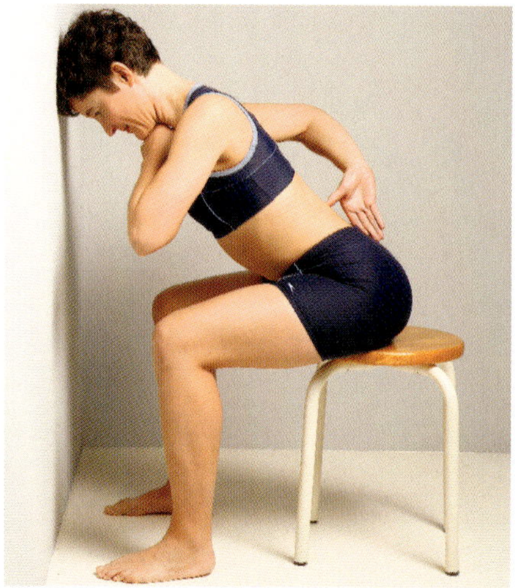

▲ Mit stabilisierter neutraler Wirbelsäulenschwingung (S. 26) nach vorn beugen, bis der Kopf die Wand berührt.

Gesäßmuskel-Dehnbarkeit

Sie sitzen auf einem Stuhl oder Hocker mit dem Gesicht zur Wand. Die rechte Fußspitze und das rechte Knie berühren die Wand. Legen Sie Ihren linken Fuß auf Ihren rechten Oberschenkel, sodass Ihr linkes Knie und Ihre linken Zehen mit der Zehennagelseite ebenfalls die Wand berühren. Ihr linkes Knie lassen Sie dabei entspannt nach außen fallen.

Test Können Sie sich wie bei der Hüftbeugung (S. 64) mit stabilisierter Wirbelsäule so weit nach vorn lehnen, dass Ihr Kopf die Wand berührt?

Was bringt's? Ein dehnbarer Gesäßmuskel entlastet den Ischiasnerv, verhindert Verdrehungen im Becken-Darmbein-Gelenk und schont die Bandscheiben im Schneidersitz und beim An- und Ausziehen der Schuhe und Socken (S. 43).

Profi-Tipp

Noch einmal: die Hosenweite

Lässt Ihre Hose Ihnen so viel Spielraum, dass die Hüftbeugung bei offenem Gürtel, Hosenknopf und Reißverschluss nicht leichter wird? – Falls nicht, ist sie zu eng. Als Sofortmaßnahme sollten Sie Ihre zu enge Hose für alle weiteren Übungen im Sitzen offen lassen oder ausziehen. Als Nächstes empfiehlt sich der Kauf einer weiteren Hose, von der Sie sich noch in der Umkleidekabine versichern sollten, dass sie den Beweglichkeitstest „Hüftbeugung“ (S. 64) besteht.

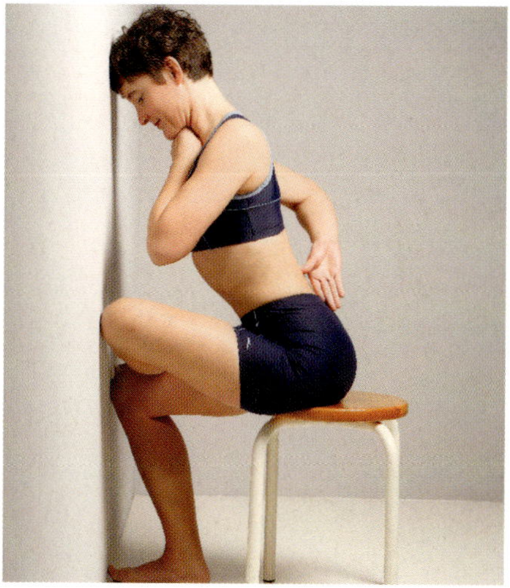

▲ Ein dehnbarer Gesäßmuskel ermöglicht, mit dem Kopf zur Wand zu kommen, ohne die Wirbelsäule krumm zu machen.

Profi-Tipp

Üben im Alltag

Hüftbeugung (S. 64) und Gesäßmuskel-Dehnbarkeit lassen sich auch ohne Wand üben. Dehnen Sie zum Beispiel die Gesäßmuskeln im Alltag, indem Sie in der Dehnstellung von S. 65 (aber ohne Wand) Ihre Schuhe und Socken an- und ausziehen. Solange Sie dabei die neutrale Wirbelsäulenschwingung nicht stabilisieren können (S. 26) und in den Rundrücken fallen, sollten Sie sich ein entsprechend hohes Kissen unter Ihr Gesäß legen. Dies gilt auch für den Schneidersitz. Wenn Sie so viel geübt haben, dass Sie glauben, die Dehnbarkeitstests „Hüftbeugung" und „Gesäßmuskel" bestehen zu können, überprüfen Sie es wieder in der Testposition mit Wand.

Bein-, Rücken- und Kopfnerven-Beweglichkeit

Sie sitzen auf der Vorderkante eines Stuhles mit dem Gesicht zur Wand. Die Zehen eine Fußlänge entfernt von der Wand. Die Unterschenkel senkrecht. Rutschen Sie dann mit Ihrer linken Ferse gerade so weit nach vorne, wie nötig, um den Großzehenballen – wie beim Treten der Kupplung – gegen die Wand stellen zu können (A).

Test Können Sie sich aus dieser Stellung langsam nach vorn beugen, bis beide Hände flach auf dem Boden aufgestützt sind und Sie die Unterseite Ihres Sitzes (B) sehen können?

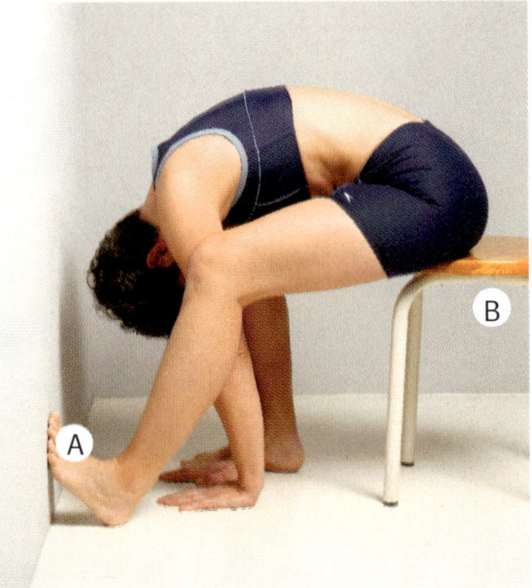

▲ Der Großzehenballen (A) berührt die Wand, während Sie versuchen, die Unterseite des Sitzes (B) zu sehen.

Was bringt's? Eine freie Bein-, Rücken- und Kopfnerven-Beweglichkeit entspannt die Muskulatur des gesamten Körpers und beugt Nervenreizungen vor. Oft verspannen sich Muskeln, um unbewegliche Nerven vor Zug zu schützen. Solche Muskelverspannungen lassen sich nur durch die Wiederherstellung einer freien Nervenbeweglichkeit lösen.

Profi-Tipp

Den Bandscheiben Zeit lassen

Da die Bandscheiben im Liegen nicht durch Muskelaktivität und Körpergewicht ausgepresst werden, füllen sie sich während des Schlafens mit Flüssigkeit, wodurch sie beim Aufwachen deutlich höher, steifer und damit auch verletzungsanfälliger sind als am Ende eines aktiven Tages. Lassen Sie sich deshalb nach dem Aufstehen mindestens eine Stunde Zeit, bevor Sie mit dem Üben der Bein-, Rücken- und Kopfnerven-Beweglichkeit beginnen.

Oberschenkel-Rückseiten-Dehnbarkeit

Legen Sie sich so auf den Rücken (solange Sie die Tests der Hals- (S. 51) und Brustwirbelsäulen-Aufrichtung (S. 54) nicht bestanden haben, mit einem Kopfkissen), dass Ihre linke Gesäßhälfte und Ihre linke Ferse den Rahmen einer geöffneten Tür berühren.

Test Können Sie die Ferse am Türrahmen so weit nach oben schieben (und somit das linke Bein so weit ausstrecken), dass Ihre linke Wade den Türrahmen berührt, während Ihr rechtes Bein so flach auf dem Boden liegt, dass Ihre rechte Wade den Boden berührt?

Wenn Sie während der Übung der linken Oberschenkel-Rückseiten-Dehnbarkeit ein Ziehen im Bereich der rechten Leiste spüren und/oder Ihre rechte Wade den Boden nicht berührt, ist Ihr rechter Hüftbeugemuskel verkürzt und kann mit dem Üben der Hüftstreck-Beweglichkeit (S. 71) gelockert werden.

Neben der Muskulatur wird beim Training der Oberschenkel-Rückseiten-Dehnbarkeit auch die Beweglichkeit

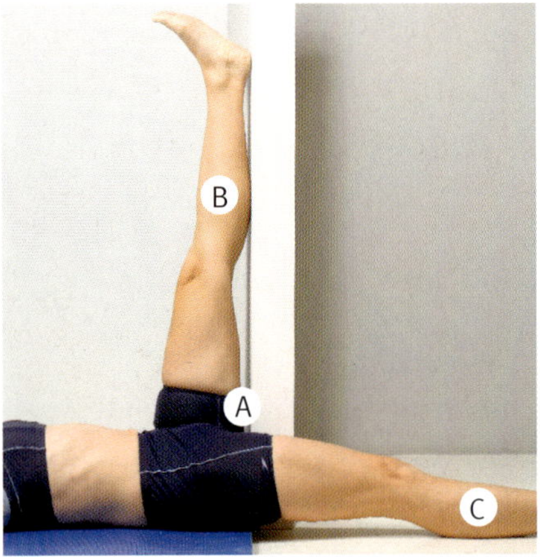

▲ Mit der linken Gesäßhälfte (A) und der linken Wade (B) den Türrahmen und gleichzeitig mit der rechten Wade (C) den Boden berühren.

Profi-Tipp

Bei Taubheitsgefühl oder Ziehen

Löst sich die Spannung der Oberschenkelrückseite nicht, versuchen Sie es mit mehr Konzentration und weniger Spannung oder probieren Sie, ob es nach dem Üben der Dreh-Beweglichkeit (S. 60), Gesäßmuskel-Dehnbarkeit (S. 65), Bein-, Rücken- und Kopfnerven-Beweglichkeit (S. 66) oder Hüftstreck-Beweglichkeit (S. 71) besser geht.

Wird Ihr Fuß oder Bein während der Übung taub, machen Sie eine kurze Pause, bis die Taubheit vergeht. Sie sollte sich bei regelmäßigem Üben allmählich verlieren.

des Ischiasnervs trainiert. Ist der Nerv unbeweglicher als der Muskel, würden Sie bei dieser Übung eine Spannung im Bereich der Lendenwirbelsäule oder des linken Schienbeins spüren. Löst sich diese Spannung in der beschriebenen Dehnstellung nicht von allein, kann es helfen, wenn Sie vorübergehend mit Ihrem Oberkörper nach links oder rechts rutschen oder Ihr linkes Bein ein wenig nach links abspreizen und etwas nach außen drehen. Sie sollten Ihren linken Fuß bei dieser Übung nicht Richtung Knie hochziehen, da dies den Ischiasnerv spannt und damit eine effektive Muskeldehnung verhindert.

Was bringt's? Eine dehnbare Oberschenkelrückseite verhindert eine Überlastung der Bandscheiben beim Bücken, verbessert die Beweglichkeit des Ischiasnervs und beugt Zerrungen der Oberschenkel-Rückseiten-Muskulatur vor.

Waden-Dehnbarkeit

Sie stehen barfuß mit Blick zur Wand auf einem harten Boden (ohne Gymnastikmatte). Die Füße befinden sich zwei Fußlängen entfernt von der Wand. Die Zehen schauen ganz gerade nach vorn. Machen Sie mit Ihrem rechten Bein einen Schritt nach vorn, sodass die Zehen und das Knie Ihres rechten Beines die Wand berühren. Wenn Sie alles richtig gemacht haben, beträgt der Abstand zwischen Ihrer rechten Ferse und Ihren linken Zehen jetzt eine Fußlänge (A). Legen Sie nun Ihre verschränkten Unterarme gegen die Wand und lehnen Sie Ihren Kopf mit der Stirn gegen die Unterarme. Ohne mit Ihrer linken Fußsohle auf dem Boden zu verrutschen, drehen Sie schließlich Ihr linkes Knie so weit wie möglich nach außen. Wenn Sie dies richtig machen, hebt sich der Innenrand Ihres linken Fußes, während das Gewicht auf die Außenkante des Fußes verlagert wird. Die Zehen des linken Fußes schauen immer noch unverändert nach vorne.

Test Können Sie Ihr linkes Knie ganz durchstrecken, während das Gewicht auf der Außenkante des linken Fußes bleibt?

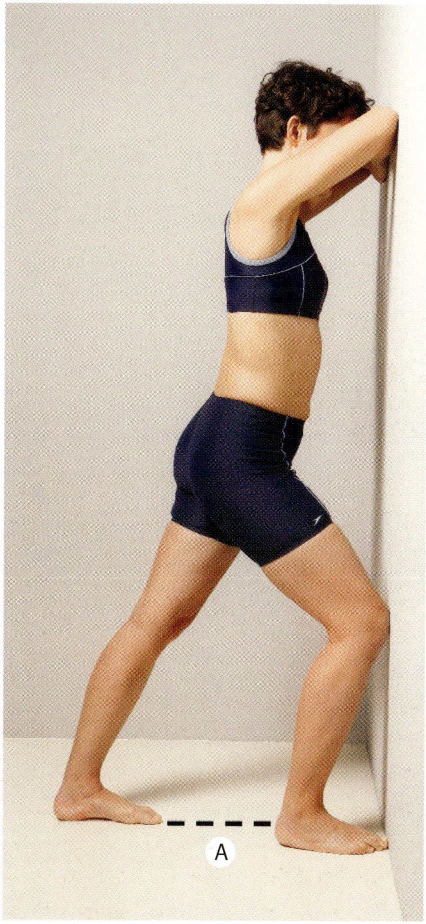

▲ Der Abstand zwischen rechter Ferse und linken Zehen beträgt eine Fußlänge (A), das linke Knie ist ganz durchgestreckt.

Ausgleichsübungen

Was bringt's? Eine dehnbare Wade entlastet die Wirbelsäule, indem sie eine entspannte Gehbewegung und die richtige Hebetechnik ermöglicht.

Oberschenkel-Innenseiten-Dehnbarkeit

Zunächst sitzen Sie auf dem Boden, die Zehen berühren die Wand, die Fußsohlen gegeneinander, der Abstand zwischen Ihrem Schritt und Ihren Fersen beträgt eine Handlänge. Nun legen Sie sich auf den Rücken (solange Sie die Tests der Hals- [S. 51] und Brustwirbelsäulen-Aufrichtung [S. 54] nicht bestanden haben, mit einem Kopfkissen).

Test Können Sie Ihre Knie so weit auseinander fallen lassen, dass beide Fußaußenknöchel den Boden berühren und ohne dass Sie mit Ihrem Oberkörper verrutschen? Und wenn Sie dann noch Ihre Beine gestreckt auf den Boden und mit den Fersen gegen die Wand legen – können Sie in dieser Stellung die

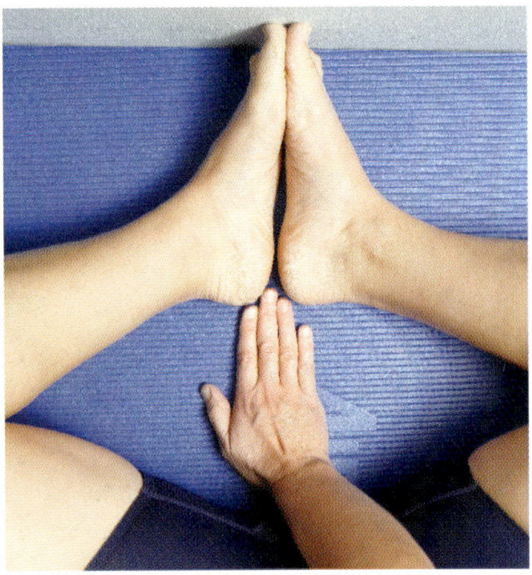

▲ Eine Handlänge Abstand zwischen Schritt und Fersen.

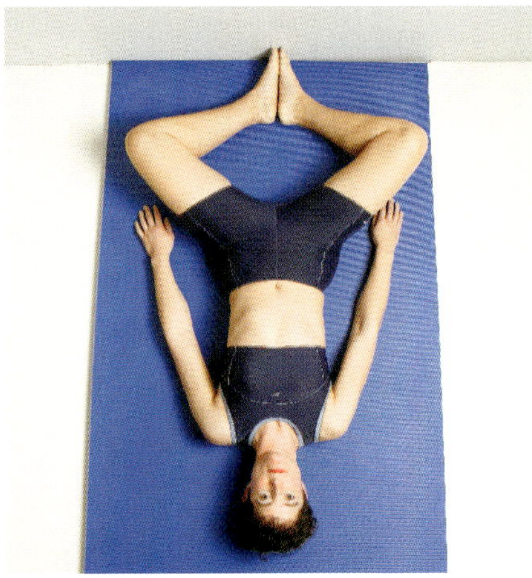

▲ Beide Fußaußenknöchel berühren den Boden.

Mitte Ihrer Lendenwirbelsäule durch eine Kippung des Beckens so flach auf den Boden drücken, dass sie einen dort liegenden Trinkflaschen-Schraubdeckel berührt?

Was bringt's? Dehnbare Oberschenkel-Innenseiten ermöglichen eine neutrale Wirbelsäulenschwingung (S. 24) beim Heben, Sitzen und bei Ausfallschritten. Außerdem beugen sie Leistenzerrungen und Becken-Fehlstellungen vor.

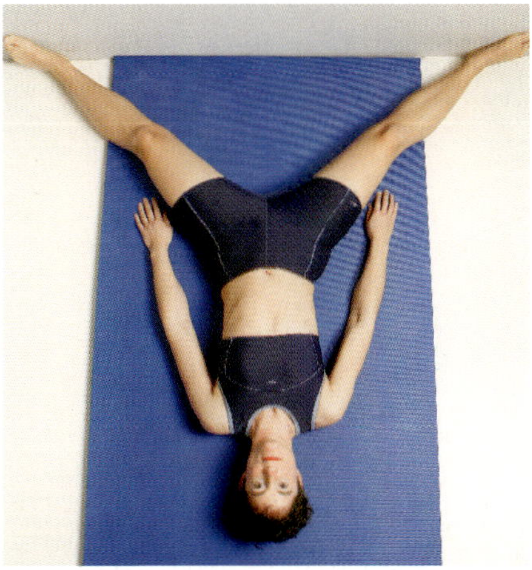

▲ Die Beine sind gestreckt, die Fersen berühren die Wand.

Hüftstreck-Beweglichkeit

Sie stehen mit dem Rücken gegen die Innenseite eines Türrahmens gelehnt. Der linke Fuß ist einen Schritt nach hinten versetzt, sodass die linke Ferse und der linke Fußinnenknöchel seitlich neben dem Türrahmen stehen. Der rechte Fuß steht entspannt einen Schritt nach vorn versetzt auf einer Stufe (die genaue Höhe der Stufe ist unwichtig, möglich wären z.B. ein Stuhl, ein Schemel oder ein paar Bücher). Während beide Fersen unverändert auf dem Boden stehen bleiben, kippen Sie Ihr Becken nun so, dass Ihre Lendenwirbelsäule fest gegen den Türrahmen gepresst wird.

Test Können Sie Ihr linkes Knie ganz nach hinten durchstrecken, während Sie Ihre Lendenwirbelsäule fest gegen den Türrahmen gepresst halten?

Was bringt's? Eine freie Hüftstreck-Beweglichkeit ist besonders bei Rückenbeschwerden wichtig, die im Stehen, in der Rückenlage mit ausgestreckten Beinen oder in der Bauchlage zunehmen, während sie im Sitzen oder im Liegen mit gebeugten Beinen abnehmen.

Ausgleichsübungen

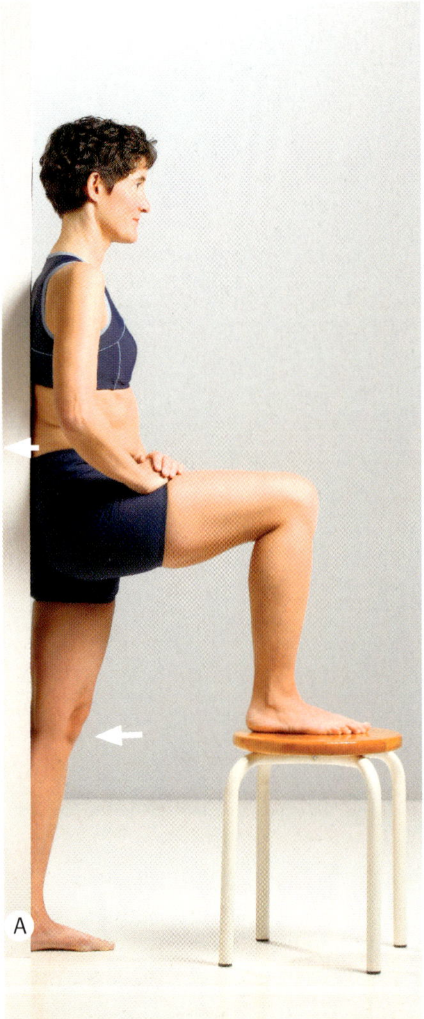

◀ Die linke Ferse und der linke Fußinnenknöchel stehen seitlich neben dem Türrahmen (A), die Lendenwirbelsäule ist gegen die Wand gedrückt.

Wenn Sie sich vor und nach dieser Übung mit ausgestreckten Beinen auf den Rücken legen, werden die meisten von Ihnen spüren, wie die Lendenwirbelsäule nach der Übung angenehmer und flacher aufliegt. Diese Entspannung verbessert Ihre Bandscheibendurchblutung und -regeneration. Wenn Sie mit ausgestreckten Beinen schlafen und die Hüftstreck-Beweglichkeit unmittelbar vor dem Zubettgehen verbessern, profitieren Sie von diesem Effekt die ganze Nacht lang.

Diese Übung verbessert nicht nur die Hüftstreck-Beweglichkeit, sondern auch die Kraft der Bauch- und Pomuskeln, die dabei das Becken kippen.

Oberschenkel-Vorderseiten-Dehnbarkeit

Sie knien am Boden, die Knie zwei Fäuste breit auseinander. Die ausgestreckten Zehen mit der Zehennagelseite auf dem Boden liegend. Die Großzehen über-

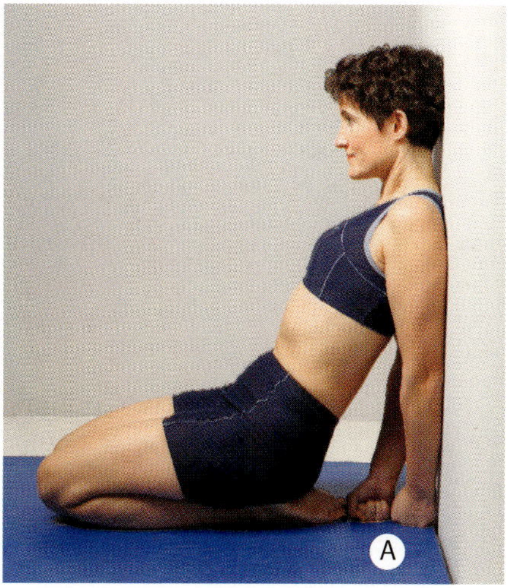

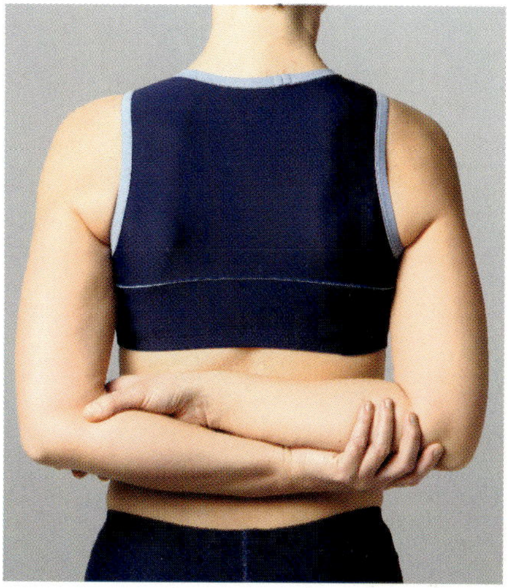

▲ o li: Auf den Fersen sitzen, die großen Zehen in einem Abstand von zwei Fäusten zur Wand (A).

▲ o re: Eine Hand umgreift den jeweils anderen Unterarm; beide Unterarme halten Kontakt mit dem Rücken.

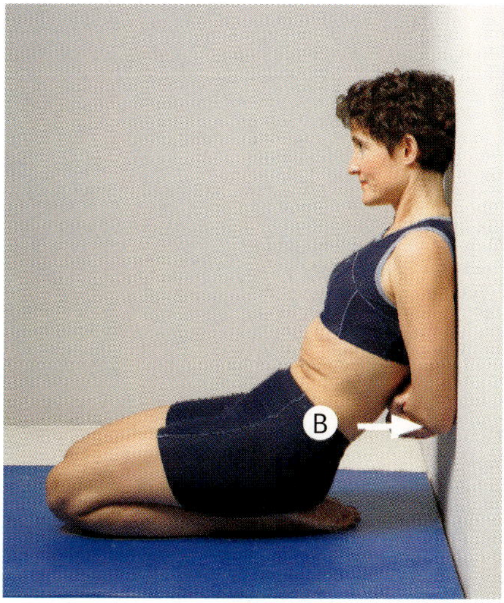

◀ Die Lendenwirbelsäule ist so weit zur Wand gedrückt (B), dass ein Finger die Wand berührt.

kreuzt. Der Abstand zwischen Großzehen und Wand beträgt ebenfalls zwei Fäuste. Setzen Sie sich auf Ihre Fersen und lehnen Sie sich mit Ihren Schultern und Ihrem Kopf gegen die Wand. Um-

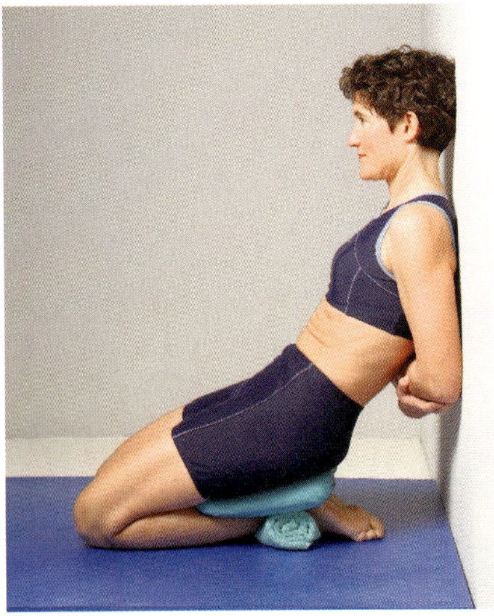

▲ Gegen unangenehme Spannungen im Knie und Fußrücken helfen ein Kissen und ein aufgerolltes Handtuch.

greifen Sie dann hinter Ihrem Rücken mit Ihren Händen den jeweils anderen Unterarm möglichst dicht am Ellbogen und halten Sie beide Unterarme im Kontakt mit dem Rücken. Achten Sie dabei stets darauf, dass Ihre Knie fest auf den Boden gedrückt bleiben und dass Ihr Hinterkopf nicht an der Wand nach unten rutscht. Kippen Sie schließlich Ihr Becken so, dass Ihre Lendenwirbelsäule in Richtung Wand gedrückt wird, während Sie weiterhin auf Ihren Fersen sitzen bleiben.

Test Können Sie Ihre Lendenwirbelsäule so weit zur Wand drücken, bis einer Ihrer Finger die Wand berührt?

Spannt Ihnen dies im Knie oder im Fußrücken zu sehr, legen Sie zunächst ein Kissen zwischen Fersen und Gesäß oder ein aufgerolltes Handtuch unter Ihren Fußrücken. Wenn die Spannung mit der Zeit nachlässt, können Sie Handtuchrolle und Kissen entsprechend dünner machen, bis Sie sie vielleicht irgendwann gar nicht mehr benötigen.

Was bringt's? Eine dehnbare Oberschenkelvorderseite verhindert und löst Fehlstellungen in den Beckengelenken, die durch eine Verspannung der Oberschenkel-Vorderseiten-Muskulatur verursacht werden.

Kraft

Sie finden im Folgenden nur noch wenige Kräftigungsübungen, da die meisten Muskeln durch gute Haltung, aktive Beweglichkeitsübungen, die Schwerkraft und unsere alltäglichen Aktivitäten bereits ausreichend gefordert werden. Eine zusätzliche Kräftigung dieser Muskeln ist daher unnötig, verschwendet Ihre Zeit und überlastet Ihre Gelenke.

Wenn Sie die in diesem Buch vorgegebene Reihenfolge und Gewichtung von Haltung, Entspannung, Bewegung, Koordination und Beweglichkeit beherzigen, haben Sie das Wichtigste schon geleistet und geben sich jetzt mit der abschließenden Kräftigung (und Ausdauer) noch den letzten Schliff.

Bei all den folgenden Kräftigungsübungen sollten Sie Ihren Atem ohne Unterbrechung weiter fließen lassen, da ein Luftanhalten unter Anspannung den Blutdruck zu stark erhöht.

Damit Sie Ihre Wirbelsäule den ganzen Tag über mit gesunder Kraft halten und bewegen können, ist es ideal, wenn Sie so kräftig bleiben oder werden, dass Sie die Krafttests auch am Ende Ihres Arbeitstags noch bestehen können.

Bauch- und vordere Halsmuskel-Kraft

Sie liegen mit angewinkelten Beinen auf dem Rücken, die Füße flach auf dem Boden, die Lendenwirbelsäule flach auf den Boden gepresst, die Fingerspitzen an den Schläfen. Schieben Sie Ihren Nacken, wie bei der Übungsvariante zur Halswirbelsäulen-Aufrichtung (S. 51) beschrieben, nach hinten, sodass der Abstand zwischen Nacken und Boden kleiner wird. Spüren Sie, wie sich dabei die vorderen Halsmuskeln anspannen und Ihr Kinn-Brust-Abstand kleiner wird. Behalten Sie diese vordere Halsmuskelspannung und den kleinen Kinn-Brust-Abstand bei, während Sie in einer gleichmäßig langsamen, drei Sekunden dauernden Bewegung, Ihren Kopf und Ihren linken Ellbogen so weit in Richtung Ihres rechten Knies bewegen, bis Ihr linkes Schulterblatt gerade vom Boden abhebt, um dann in weiteren drei Sekunden wieder genauso gleichmäßig langsam zum Ausgangspunkt zurückzukehren. Wiederholen Sie diesen Ablauf abwechselnd links und rechts.

Test Gelingt Ihnen diese Bewegung langsam, kontrolliert, ohne Zittern und ohne große Anstrengung zehnmal auf jeder Seite?

Der langsam gleichmäßige Ablauf ist effektiver und sicherer als ein ruckartiges Hochschnellen. Um sich an das langsame Tempo und ein kontinuierliches Atmen zu gewöhnen, ist es anfänglich sinnvoll, beim Abheben und wieder Zurücklegen jeweils „ein-und-zwan-zig, zwei-und-zwan-zig, drei-und-zwan-zig" zu flüstern. Spüren Sie auch, ob die Bewegung auf beiden Seiten gleich abläuft (welche Gelenke bewege ich, wie rolle ich die Brustwirbel ab, welche Muskeln setze ich ein). Wenn nicht, versuchen Sie, die besser laufende Seite zu „kopieren".

▼ Kopf und Ellenbogen (A) so weit in Richtung des gegenüberliegenden Knies (B) bewegen, bis das Schulterblatt (C) gerade vom Boden abhebt.

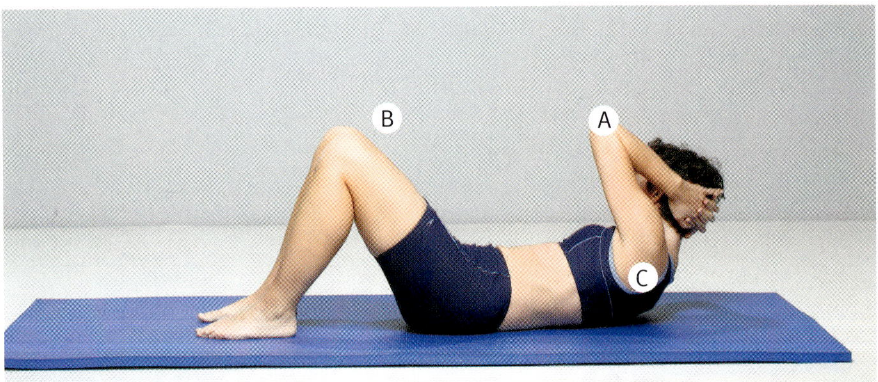

Was bringt's? Bauch- und vordere Halsmuskel-Kraft stabilisiert die Lenden- und Halswirbelsäule, indem sie deren Überstreckung verhindert, und entspannt die Rückenmuskulatur in diesen Bereichen.

Profi-Tipp

Wie viel Bauchmuskelspannung tut der Wirbelsäule gut?

Weit verbreitet ist der Glaube, man tue seiner Wirbelsäule etwas Gutes, wenn man seine Bauchmuskeln dauernd bewusst angespannt hält. Das ist falsch. Eine solche übertriebene Dauerspannung verhindert eine ausreichende Durchblutung und Entwicklung des Muskels, presst die Wirbel zu stark aufeinander und stört das Gleichgewicht der Wirbelsäulenmuskulatur.
Eine aufrechte Haltung sorgt automatisch für eine angemessene Bauchmuskelspannung, die mit der Bauchatmung (S. 36) rhythmisch zu- und abnimmt, was den Stoffwechsel der Bauchmuskulatur wie eine Pumpe anregt.

Rückenmuskel-Kraft

Legen Sie sich auf den Bauch (solange Sie den Test der Hüftstreck-Beweglichkeit [S. 71] nicht bestanden haben, mit einem Kissen unter dem Bauch, um eine Überstreckung der Lendenwirbelsäule zu vermeiden). Die Arme und Beine sind lang ausgestreckt, die Stirn ruht auf dem Boden.

Kippen Sie Ihr Becken, so weit Sie können, sodass die Gesäßmuskeln anspannen, das Schambein gegen den Boden gedrückt wird und kein Hohlkreuz entstehen kann. Heben Sie dann Ihren linken Arm und das rechte Bein nur so weit ab, wie dies geht, ohne auch nur einen Millimeter ins Hohlkreuz zu gehen.

Test Können Sie die Position unverändert, ohne Zittern und ohne große Anstrengung abwechselnd sechsmal zehn Sekunden pro Seite halten?

Ausgleichsübungen

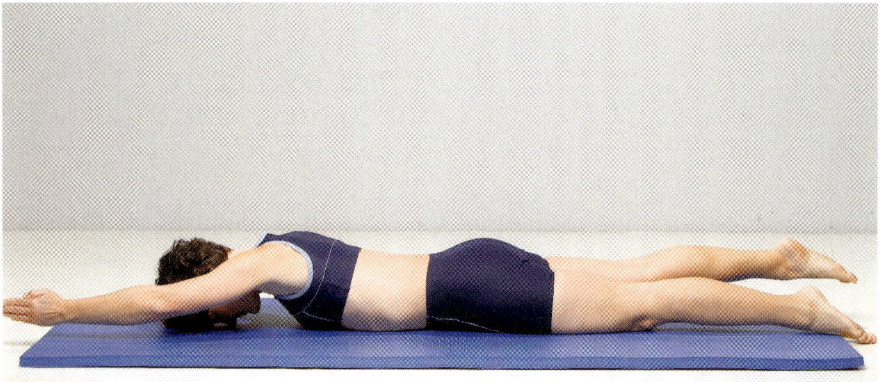

Was bringt's? Kräftige Rückenmuskeln bringen die Wirbel in die richtige Stellung und halten sie dort. Das ermöglicht auch über längere Zeit eine aufrechte Haltung ohne Muskelverspannungen.

▲ Ein Bein und den gegenüberliegenden Arm abheben und zehn Sekunden lang halten, ohne ins Hohlkreuz zu gehen.

▼ Anfangs kann ein Kissen unter dem Bauch helfen, die Lendenwirbelsäule stabil zu halten und ein Hohlkreuz zu vermeiden.

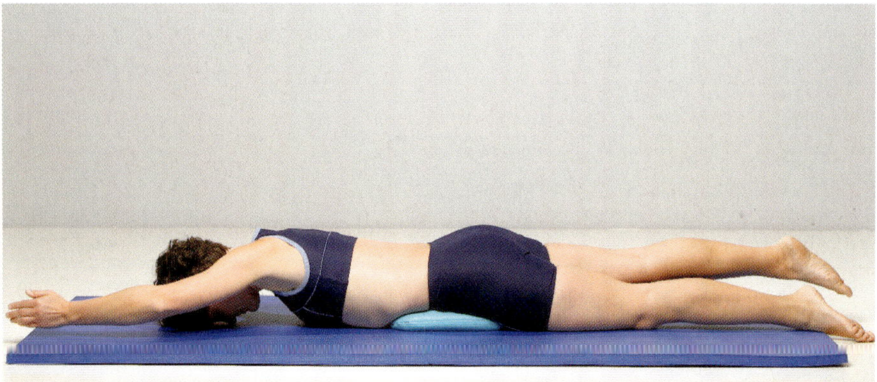

Schulterblatt- und Oberarmmuskel-Kraft

Sie stehen mit dem Rücken zu einer Wand, die Fersen eine Fußlänge von der Wand entfernt, die Knie leicht gebeugt. Das Becken ist so gekippt, dass Ihr Hohlkreuz flach wird (wie bei den Übungen zur Kräftigung der Bauch- und Rückenmuskulatur, S. 75–78). Die Handinnenflächen zeigen nach vorn, die Arme sind etwas abgespreizt. Einzig und allein die Unterarme haben Kontakt mit der Wand (und weil hier gern geschummelt wird, noch mal ausdrücklich: Kopf, Schultern und Gesäß müssen komplett von der Wand weg). Schieben Sie Ihre Brust nach vorn raus und ziehen Sie Ihre Schulterblätter zusammen, bis Sie eine

▼ Nur die Unterarme sind gegen die Wand gestützt.

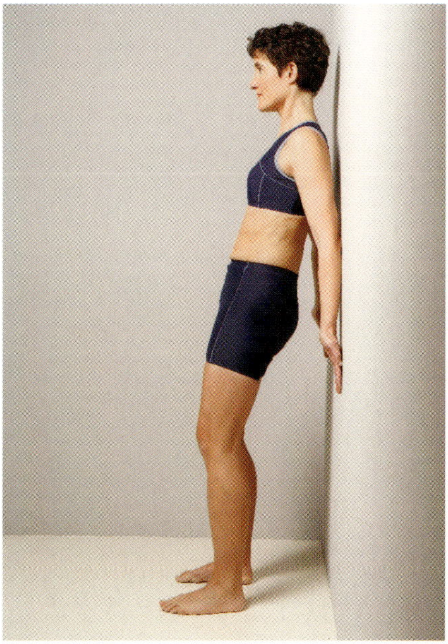

▼ Kopf, Schultern, Wirbelsäule und Becken berühren die Wand nicht.

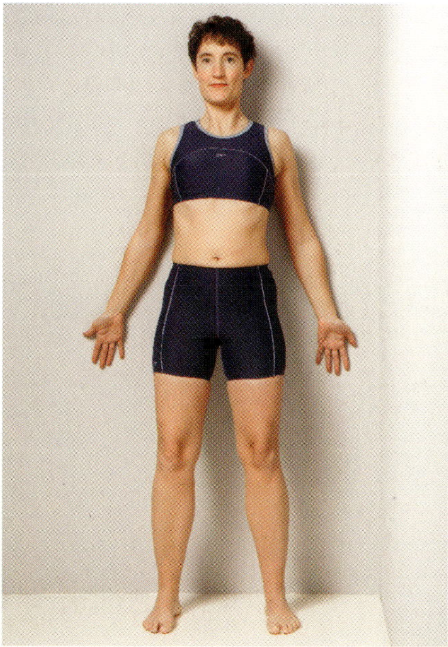

Muskelspannung zwischen Ihren Schulterblättern spüren.

Test Können Sie diese Position 60 Sekunden lang ohne Zittern halten?

Was bringt's? Schulterblatt- und Oberarmmuskel-Kraft bringt die Brustwirbel in die richtige Stellung und ermöglicht eine aufrechte Haltung ohne Muskelverspannungen.

Profi-Tipp

Mini-Pausen

Auch ohne Wand die Schulterblätter immer mal wieder zehn Sekunden kräftig zusammenzuziehen bringt Ihrer Wirbelsäule eine willkommene Abwechslung von der Schreibtischarbeit.

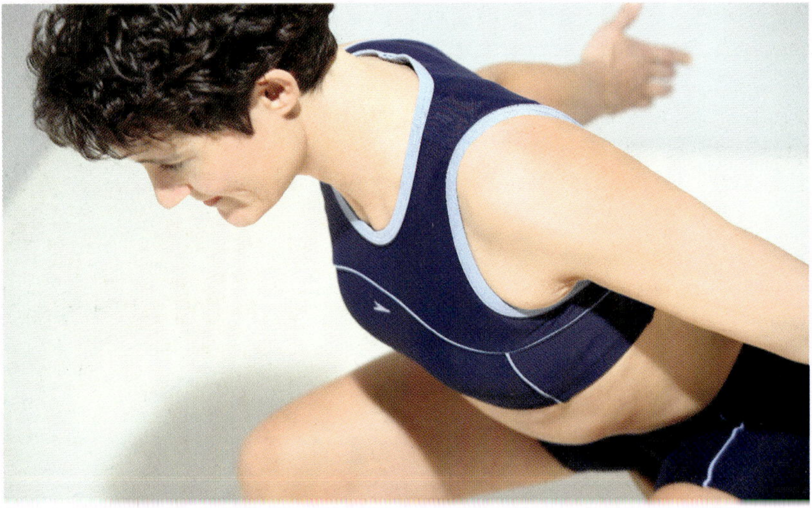

Ausdauer

Sie sollten die Belastung so wählen, dass Ihr Herz-Kreislauf-System kontinuierlich für 30 Minuten in Schwung bleibt und Sie sich andererseits am Ende des Trainings immer noch frisch und wohl fühlen. Wenn es Ihnen gut tut, können Sie Ihr Ausdauertraining langsam auf bis zu maximal dreimal 60 Minuten pro Woche steigern. Mehr ist nicht sinnvoll, da es auf Dauer Ihre Gelenke überlasten würde.

Das Ausdauertraining hilft Ihrer Wirbelsäule, indem es den Stoffwechsel und das Nervensystem ins Lot bringt, die Entwicklung von Herz und Kreislauf, Knochen, Knorpel, Bänder, Sehnen und Muskulatur fördert und die Psyche erhellt, was sich in vielen Studien als eine wichtige Voraussetzung für eine gesunde Wirbelsäule erwiesen hat.

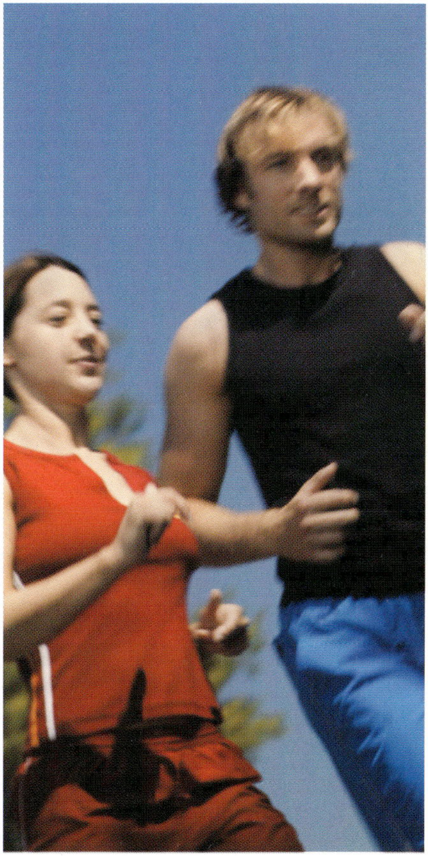

▶ Bewegung im Freien ist der beste Ausdauersport.

Ausgleichsübungen

Unmittelbar vor und nach dem Ausdauertraining sind Beweglichkeitsübungen sinnvoll. Besonders wichtig aber sind sie vor dem Ausdauertraining, weil Ihre Gelenke durch die Beweglichkeitsübungen optimal eingestellt werden, bevor sie durch z. B. das Joggen belastet werden.

Geeignete Sportarten sind solche mit runden zyklischen Bewegungen ohne großen Widerstand oder Gewicht, wie flottes Gehen (Walken) ohne oder mit Stöcken (Nordic Walking), Tanzen, Skilanglauf, Joggen, Rollerbladen, Aerobic und nicht zuletzt Kraul- und Rückenschwimmen. Beim Kraul ist zu beachten, dass sich die Halswirbelsäule nur entspannen kann, wenn das Gesicht beim Ausatmen entspannt im Wasser liegt. Weiter entlasten eine freie Brustwirbelsäulen-Aufrichtung (S. 54), Dreh-Beweglichkeit, (S. 60) Schulter-Beweglichkeit (S. 57) und Hüftstreck-Beweglichkeit Ihre Schulter und Wirbelsäule beim Kraulen.

Rad fahren ist zwar besser als nichts, aber nicht optimal, weil Sie dabei schon wieder sitzen und Ihre Wirbelsäule nicht frei bewegen können. Fahren Sie dennoch gerne Rad, sollten Sie Ihren Lenker so hoch wie möglich einstellen, damit Sie Ihren Nacken nicht überstrecken müssen, um die Straße vor Ihnen sehen zu können.

Da dem Körper Abwechslung gut tut, ist es optimal, wenn Sie mischen, z. B. zweimal pro Woche Schwimmen und einmal Tanzen.

Schlusswort

Wenn Sie den Wirbelsäulen-Fitness-Check nun von der ersten bis zur letzten Seite durchgearbeitet haben, wissen Sie, wie Sie Ihre Wirbelsäule fit üben und gesund halten können. Noch interessanter als dieses *Wissen* allein ist es, im nächsten Schritt zu *spüren*, wie viel leichter und effektiver Sie sich bei konsequenter Umsetzung der Tipps und Übungen bewegen können.

Entscheidend sind aber nicht nur Funktion und Effektivität, sondern auch Freude und Genuss. Mit dem Wirbelsäulen-Fitness-Check werden Sie auch Ihr Bewusstsein dafür erweitern, wie Sie das Instrument Ihres Körpers stimmen, spielen und genießen können. Da Körper und Psyche untrennbar miteinander verbunden sind, wird sich damit gleichzeitig auch ein feineres Gespür dafür entwickeln, wer Sie sind und was davon Sie mit Ihrer Körpersprache ausdrücken.

Wenn Sie sich auf diesen Prozess im Sinne einer spielerischen Entdeckungsreise einlassen, werden Sie Ihre Übungen nicht als mühsames Mittel zum Zweck empfinden, sondern als eine Zeit, in der Sie sich – gleich einer aktiven Selbstmassage – etwas Gutes zur Steigerung der Lebensfreude und Lebensqualität gönnen.

Zum Antritt der Reise kann ich Sie nicht schöner einladen als mit Hermann Hesses Gedicht „Stufen“: „Jedem Anfang wohnt ein Zauber inne (...) Nur wer bereit zu Aufbruch ist und Reise, mag lähmender Gewöhnung sich entraffen (...) Nimm Abschied und gesunde!“

Anhang

Stichwortverzeichnis

A
Abdruck, effektiver 45
Alltag
– Hebetechnik 62
– Übungen 14, 16
Anstrengung 24
Anziehen 43
Armnerven-Beweglichkeit 59 f
Armschwung 44 f
Arthrose 46
Augenmuskel-Koordination 47
Ausdauer 81 f
– Auswertungsbogen 21
Ausdauertraining 14, 81
Ausgleichsübung 16, 50 ff
– Auswertungsbogen 21
Auswertung, Optimalwerte 17
Ausziehen 43

B
Balance 43
Bandscheiben, Tagesform 67
Bauchatmung 36 ff
Bauch-Kraft 75
Bauchmuskeln
– Anspannung mit Wirbelsäulendrehung 41
– Entspannung 29
– Spannung, Ertastung 28
– – dauernde 77
Bauchumfang 38
Beckengelenk, Fehlstellung, Lösung 74
Beinnerven-Beweglichkeit 66
Beschwerdebild, Auswertungsbogen 18
Beschwerdeintensität, Auswertungsbogen 19
Beweglichkeit 14
– Auswertungsbogen 21
– erreichte, Erhaltung 15
Beweglichkeitstest, Tageszeit 50
Bewegung 39 ff
– Auswertungsbogen 20
– fließende 43
Brustkorbatmung 38
Brustmuskel, verkürzter 61
Brustwirbelsäulen-Aufrichtung 54

D
Dehnen, übermäßiges 50
Doppelkinnstellung 52 ff
Dreh-Beweglichkeit 60

E
Entspannung 35 ff
– Auswertungsbogen 20
– gleichmäßige 29
Erfolgskontrolle 17
Erinnerungspunkte 38

F
Federn 50
Fingerbeuger-Dehnbarkeit 58 f
Fußabstand 31
Fußstellung, symmetrische 24

G
Gangablauf, natürlicher 45
Gehen, Armschwung 44
Gesäßmuskel-Dehnbarkeit 65 f
Gewicht, gehobenes 63
Gewichtsverteilung
– im Sitzen 31
– im Stehen 32 f

H
Halsmuskel-Kraft, vordere 75 f
Halswirbelsäule
– Überstreckung 54
– Zurückschieben, ärztliche Abklärung 13
Halswirbelsäulen-Aufrichtung 51 ff
Haltung 24 ff
– Auswertungsbogen 20
– senkrechte, unmögliche 30
– verkrümmte 30
Hebetechnik 62 f
Herz-Kreislauf-System 81
Hohlkreuz 25
– natürliches 26, 28
Hosen, enge 37, 65
Hüftbeugung 64, 66
Hüftstreck-Beweglichkeit 71
Hüftstreckung 46

I
Ischiasnerv 65
– Beweglichkeit 67 f

K
Kinn-Brust-Abstand 75
Knie, Überstreckung 34
Knieabstand 31
Koordination 42 ff
– Auswertungsbogen 20
Kopfnervenbeweglichkeit 66 f
Kraft 14, 75 ff
– Auswertungsbogen 21
– erreichte, Erhaltung 15

Kräftigungsübungen 75 ff
Kribbeln 61

L
Lagewechsel 40
Lasten tragen 63
Leistenzerrung, Vorbeugung 71
Lendenwirbelsäule, Hohlkreuz 55
Luftanhalten 75

N
Nackenspannung 53

O
Oberarmmuskel-Kraft 79 f
Oberkörper, senkrechte Haltung 28 f, 33 f
Oberschenkel-Innenseiten-Dehnbarkeit 70 f
Oberschenkel-Rückseiten-Dehnbarkeit 67
Oberschenkel-Vorderseiten-Dehnbarkeit 72 ff

R
Rückenlage zum Sitz 42
Rückenmuskel-Dehnbarkeit 56
Rückenmuskel-Kraft 77
Rückenmuskeln
– Anspannung 29
– – mit Wirbelsäulendrehung 41
Rückennerven-Beweglichkeit 66 f
Rumpfmuskeln, Anspannung 41
Rundrücken 66

S
Schlaf 67
Schmerzmedikamente, Auswertungsbogen 19
Schulteraußendrehersehne 57
Schulter-Beweglichkeit 57
Schulterblatt-Kraft 79
Schultern, entspannte 36
Schulter-Nacken-Muskulatur, Entspannung 57
Schulterschmerz 62
Schwimmen 82
Sehen, entspanntes 47
Sitzen 30 f
– dynamisches 40 f
– Gewichtsverteilung 31
Sitzfläche 30
Sitzwechsel 39
Socken 43
Spannungswiderstand 51
Sportarten, geeignete 82
Standbeinphase 46
Standbreite 32
Stehen 32 f
– dynamisches 40 f
– Gewichtsverteilung 32
– richtiges 34
Stehhaltung 32 ff
Symptome, Verschlimmerung 51

T
Taubheitsgefühl 34, 68
Test bestehen 13
Training, reduziertes 15
Trainingsausrüstung 16
Trainingseinheit, Reihenfolge 15
Trainingsplan 17

U
Übungen
– Grundlagen 12 f
– Hinweise zur Durchführung 51
– Integration im Alltag 14, 16
– Reihenfolge 15
– wichtigste 16
Umwelt, haltungsgerechte 30
Unterkiefer, entspannter 35
Unterlippe, entspannte 36

V
Verspannung 24

W
Waden-Dehnbarkeit 69
Wirbelsäule
– gesunde, Alltag 18 ff
– unverdrehte 26
Wirbelsäulen-Fitness-Werte, Internet 17
Wirbelsäulenschwingung
– neutrale 24
– stabilisierte neutrale 26 f

Z
Ziehen 68
Zunge, entspannte 35
Zwei-Waagen-Test 32

Impressum

Bibliografische Information der Deutschen Bibliothek
Die Deutsche Bibliothek verzeichnet diese Publikation in der Deutschen Nationalbibliografie; detaillierte bibliografische Daten sind im Internet über http://dnb.ddb.de abrufbar.

Programmplanung: Sibylle Duelli

Redaktion: Dr. Rainer Schöttle Verlagsservice, Neufinsing

Umschlaggestaltung und Layout:
CYCLUS · Visuelle Kommunikation, Stuttgart

Bildnachweis
Umschlagfoto vorn/hinten: Jump
Fotos im Innenteil: Übungsbilder: Friedhelm Volk;
Alle anderen Bilder: Archiv der Thieme Verlagsgruppe.

Die abgebildeten Personen haben in keiner Weise etwas mit der Krankheit zu tun.
Zeichnungen: S4, 18 Viorel Constatinescou

Oswald-Hesse-Straße 50, 70469 Stuttgart

Printed in Germany

Satz: CYCLUS · Media Produktion, Stuttgart
Druck: Westermann Druck Zwickau GmbH, Zwickau

Gedruckt auf chlorfrei gebleichtem Papier

ISBN 3-8304-3292-5
ISBN 978-3-8304-3292-0

1 2 3 4 5 6

Die Ratschläge und Empfehlungen dieses Buches wurden vom Autor und Verlag nach bestem Wissen und Gewissen erarbeitet und sorgfältig geprüft. Dennoch kann eine Garantie nicht übernommen werden. Eine Haftung des Autors, des Verlages oder seiner Beauftragten für Personen-, Sach- oder Vermögensschäden ist ausgeschlossen.

UNSER LESER-SERVICE FÜR SIE

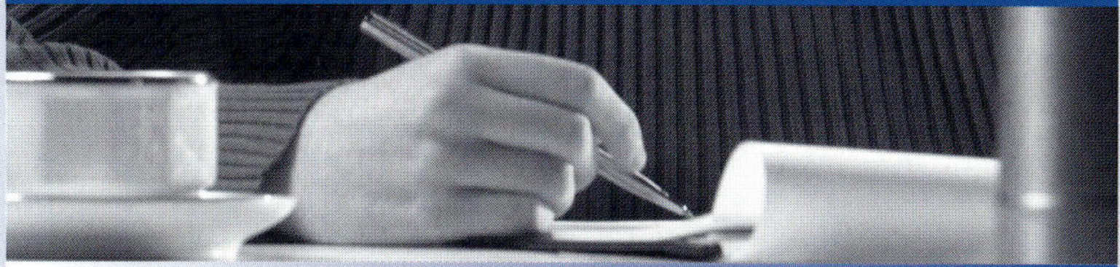

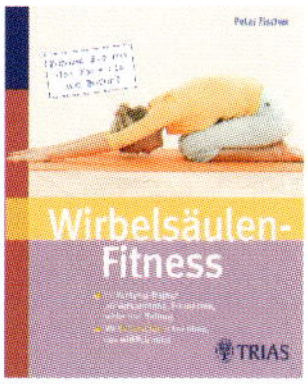

Liebe Leserin, lieber Leser,

wir freuen uns, dass wir Ihnen mit diesem Buch weiterhelfen konnten. Fragen zum Inhalt dieses Buches leiten wir gern an die Autorin oder den Autor weiter.

Auch Anregungen und Fragen zu unserem Programm wie auch Ihre Kritik sind uns herzlich willkommen!

Denn: **Ihre Meinung zählt.**
Deshalb zögern Sie nicht – schreiben Sie uns!

Ihre

Sibylle Duelli

Adresse:	Lektorat TRIAS Verlag Postfach 30 05 04 70445 Stuttgart
E-Mail Leserservice:	heike.bacher@medizinverlage.de
Fax:	0711-8931-748